Du même auteur chez Marabout :
Guide de la Lune.
Remèdes de santé de Hildegarde de Bingen.
Les Fleurs de Bach (édition reliée, photographies d'Amélie Vuillon)

Paul Ferris

LE GUIDE DES FLEURS DU Dr BACH

•MARABOUT•

Merci à Sophie Lacoste, rédactrice en chef de «Belle Santé», pour son aide quotidienne et ses conseils précis concernant les plantes et leur utilisation médicinale.

Avant-propos

Les Fleurs de Bach et autres élixirs floraux sont à la fois simples et difficiles. Simples parce que ces remèdes sont conçus à partir de fleurs communes. Difficiles parce qu'il faut aussi apprendre à faire le bon diagnostic : les symptômes sont complexes et, la plupart du temps, les troubles psychologiques s'ajoutent ou modifient les maux physiques. Une fois le remède trouvé, l'amélioration – pour ne pas dire la guérison – survient très rapidement, parfois même en quelques heures. C'est pourquoi, il ne faut pas hésiter à utiliser les élixirs floraux, d'autant qu'ils n'entraînent aucun effet secondaire.

Votre enfant a peur le soir avant de s'endormir ?

Vous vous sentez incompris par votre conjoint ?

Vous déprimez à l'idée d'avoir à affronter un supérieur odieux ?

Vous ne pouvez pas contrôler vos bouffées de jalousie ?

Vous vous sentez énervé, agressé par la foule dans le métro ?

Vous avez le trac avant un examen ou le permis de conduire ?

Pour chacune de ces situations, 3 gouttes d'un élixir, sur le bout de la langue ou dans un verre d'eau, suffisent pour que tout rentre dans l'ordre. Le calme revient, vos capacités de réflexion et de réaction augmentent, vos idées se clarifient et même les affections chroniques disparaissent !

Les élixirs floraux, en «s'attaquant» aux émotions qui nous perturbent ou que nous maîtrisons mal, appartiennent à une logique bien particulière, faisant appel plus à la sensibilité qu'au traditionnel système de diagnostic-traitement. Parce qu'un état émotif en cas de crise ou bien chez un enfant est souvent flagrant, il est facile de choisir le bon remède d'autant qu'il en existe pour les situations d'urgence (peurs subites, trac, cauchemars, vertiges). Mais, à mesure que la connaissance des élixirs et les capacités d'auto-analyse s'approfondissent, on finit aussi par trouver les remèdes appropriés à son propre cas, aussi complexe soit-il. Rapidement, les élixirs floraux deviennent la «potion magique» qui permet d'affronter les situations difficiles ou de régler définitivement des problèmes que l'on croyait insolubles.

Cet ouvrage se propose donc d'aider non seulement à comprendre les élixirs floraux mais aussi à choisir les remèdes les mieux adaptés en fonction de la personnalité et des troubles. Même s'ils peuvent être vendus en pharmacie, les élixirs floraux ne sont pas reconnus officiellement comme des médicaments. Il n'y a aucun effet secondaire négatif possible. Si vous avez le moindre doute concernant votre santé, n'hésitez pas à consulter votre médecin. N'interrompez jamais un traitement médical. Ce livre n'a pas la prétention de se substituer à des méthodes reconnues et qui ont fait leurs preuves. Il a pour seule ambition de contribuer à votre bien-être.

Paul Ferris

Sommaire

1. La Méthode du Dr Edward Bach 9

2. Diagnostic et choix des élixirs 19

3. Les Fleurs de Bach 35

4. Les élixirs français 141

5. Elixirs du monde entier 183

6. Mettez toutes les chances de votre côté 205

7. Fabriquez vos propres élixirs. 221

8. Où et comment se procurer les élixirs floraux. . . . 229

Bibliographie 235

Liste des humeurs. 239

Liste des affections 243

Conventions typographiques

- Les noms latins de plante (identification botanique) sont écrits en italiques : *Clematis vitalba*.
- Le nom français des plantes est en minuscules : la clématite, le basilic...
- Le nom du remède, qu'il soit anglais ou français, est écrit avec une majuscule en début de mot et sans guillements : Aspen ; Clematis ; Basilic... Même chose pour les remèdes homéopathiques : Arnica montana.
- Le nom du type humain ou de l'état d'âme correspondant au remède est écrit avec une majuscule et entre guillemets : «Aspen» ; «Clematis» ; «Basilic».

1
La méthode du Dr Edward Bach

LES ÉLIXIRS FLORAUX, QU'EST-CE QUE C'EST ?

Les élixirs floraux sont de très fortes dilutions dans l'alcool d'infusions de plantes. Le Dr Edward Bach a créé cette méthode de soin avec 39 remèdes, pour la plupart issus de fleurs, d'où l'expression «Fleurs de Bach». D'autres chercheurs ont mis au point d'autres remèdes à partir d'autres fleurs, c'est pourquoi on utilise aussi l'expression «élixirs floraux». Certaines personnes parlent de «florithérapie». Il serait préférable d'utiliser le terme «leibotherapie» qui respecte mieux les racines grecques (*leibo* signifiant «goutte») et ne cantonne pas la méthode aux fleurs puisqu'on voit apparaître des élixirs animaux, marins ou autres... La leibothérapie décrit bien la principale particularité de cette thérapie qui est de soigner avec des doses de 2 à 3 gouttes d'élixir à diluer dans un verre d'eau ou à déposer directement sur la langue.

CE N'EST PAS UN MÉDICAMENT ET POURTANT, ÇA SOIGNE

Aucun scientifique classique ne reconnaîtrait une quelconque valeur thérapeutique à un verre d'eau additionné de 2 gouttes d'alcool. Bien que conçus par un médecin, les élixirs floraux ne sont pas considérés comme des médicaments. D'ailleurs, les troubles soignés (peur, doute, tensions, états négatifs...) ne sont pas répertoriés par la médecine classique. Il n'y a pas non plus vraiment d'études «en double aveugle», c'est-à-dire avec deux populations qui ne savent pas qu'elles sont soignées par la substance étudiée et dont l'une ne reçoit qu'un placebo.

Toutefois, les témoignages sont innombrables et cette méthode de soin très répandue dans les pays anglo-saxons (Grande-Bretagne, Australie, Canada, USA...) rencontre un succès croissant dans les pays francophones. L'un des arguments qui plaide en faveur des élixirs floraux, c'est leur efficacité sur les animaux et les enfants. Les parents, souvent impuissants devant certains troubles de leurs enfants (crainte du noir, difficultés d'endormissement, crise de pleurs sans raison, autoritarisme exagéré à l'égard des camarades, peur d'aller à l'école, chagrins d'amour...), peuvent essayer sans risque.

QUI ÉTAIT EDWARD BACH ?

Né le 24 septembre 1886, Edward Bach fit des études de médecine et se spécialisa avec succès en chirurgie et en immunologie. En 1919, entrant à l'hôpital homéopathique de Londres, il fut rapidement convaincu par l'efficacité de l'homéopathie, une médecine en plein essor, élaborée par Hahnemann un siècle plus tôt. L'homéopathie fonctionne selon trois règles majeures qu'il est important de rappeler ici :

- «*similia similibus curentur*» : un remède est efficace s'il a la capacité de reproduire artificiellement la maladie ;

- la forte dilution : les remèdes qui imitent une maladie sont pour la plupart hautement toxiques : c'est le cas de l'arsenic ou de la belladone. Hahnemann montre que ces remèdes, s'ils sont dilués fortement, non seulement perdent leur toxicité mais agissent avec encore plus d'efficacité ;
- la dynamisation : en secouant vigoureusement un remède au moment de sa dilution, on le rend plus puissant et l'on évite les effets secondaires.

Plus tard, Bach, en mettant au point sa méthode, utilisera ces trois principes et les adaptera :
- il choisira les plantes selon leur langage ou leur signature, c'est-à-dire leur correspondance à un état émotionnel ou pathologique ;
- il procèdera à plusieurs niveaux de dilution ;
- il dynamisera ses préparations en les soumettant aux rayons du soleil.

Mais Bach ne cherchera pas à remplacer une thérapie par une autre, d'autant qu'il a pu constater chaque jour l'efficacité de l'homéopathie. En fait, il se rend compte que «ce que nous nommons maladie est une manifestation ultime produite dans le corps, le résultat final de forces profondes agissant à long terme». Une personnalité sans conflit serait immunisée contre la maladie. La peur, la lassitude, la résignation diminuent les défenses naturelles. Par conséquent, pour guérir toutes les maladies, mêmes les plus graves, il faut d'abord reconnaître la cause psychique, l'émotion perturbatrice, l'état d'âme négatif. Ensuite, grâce à des remèdes naturels et «vibratoires», le malade sera soigné dans sa globalité.

A LA RECHERCHE DES FLEURS

Au cours de ses promenades dans la campagne galloise, le Dr Bach recherche des fleurs simples en correspondance avec la «médecine des signatures», ancien principe de phytothérapie à l'origine du fameux «*similia similibus curentur*» de l'homéopathie. Depuis la plus haute antiquité, on a remarqué que les particularités d'une plante correspondent à la partie du corps ou à l'affection à laquelle elles ressemblent. Ainsi, la pulmonaire, dont les feuilles tachées ressemblent aux poumons avec leurs alvéoles, soigne les problèmes respiratoires. Cette méthode, théorisée à la Renaissance par le célèbre Paracelse, peut sembler simpliste à première vue, mais de très nombreuses propriétés médicinales des plantes en rapport avec leur «signature» ont été prouvées scientifiquement. Aujourd'hui, des milliers de plantes sont utilisées pour la fabrication des médicaments, parfois considérés à tort comme chimiques.

Fort de ses connaissances homéopathiques et physiologiques, Bach s'intéresse aux humeurs, aux états d'âme et étudie plus particulièrement trois fleurs et leur mode de vie, l'impatience, le mimulus et la clématite :

- l'impatience semble se débarrasser de ses graines d'un seul coup ;
- le mimulus s'enracine sur les berges des rivières ;
- la clématite est une liane aux fleurs épanouies et légères.

Le Dr Bach attribuera l'impatience à une personne rapide et active, le mimulus à une personne timide et peureuse, et la clématite à une personne rêveuse et abstraite. Ce résumé rapide de la vie de Bach simplifie à l'extrême sa méthode et ne montre pas les années de tâtonnements, les essais infructueux : toutes ses préparations florales sont soumises à une expérimentation sur lui-même et des volontaires, avec un protocole aussi rigoureux que pour la mise au point de n'importe quel médicament classique.

LA MISE AU POINT DES ÉLIXIRS

Abandonnant sa carrière de praticien, Bach décida de se consacrer uniquement à la recherche. Il s'installa à la campagne et mit au point, pour l'élaboration de ses remèdes, une méthode aussi simple que possible. Il pensait que n'importe qui devait être capable de fabriquer ses propres élixirs floraux. Il suffit de cueillir des plantes au moment de leur floraison maximale et de les laisser macérer dans un bol d'eau au soleil. Le remède est pratiquement prêt ! Pour le stabiliser et le conserver, on ajoute de l'alcool. Ensuite, on dilue cette «essence mère» à nouveau dans de l'alcool.

Cette méthode associe donc la traditionnelle tisane aux principes homéopathiques de dilution et de dynamisation. Le soleil donne au remède une qualité vibratoire qui pourra être reconnue par l'organisme.

Au cours des années qui suivent, Bach découvre 12 fleurs, qu'il appelle les 12 guérisseurs. Plus tard, il ajoute d'autres fleurs, un remède qui n'est pas une fleur mais de «l'eau de roche» et le «Rescue», composé à partir de 5 fleurs et destiné aux situations d'urgence. Il décrit les grandes lignes de sa méthode dans deux petits livres : *Guéris-toi toi-même* et *Les Douze guérisseurs et autres méthodes*. Son œuvre terminée, il meurt le 27 novembre 1936.

Il n'est pas inutile de rappeler que le Dr Bach n'était pas un doux rêveur mais un scientifique reconnu par ses pairs. Ses recherches associent donc sa grande connaissance de la physiopathologie, son intérêt pour l'homéopathie et un retour raisonné aux méthodes naturelles.

POURQUOI DES PLANTES ?

Le corps humain n'a pas l'habitude des molécules de synthèse : il ne reconnaît que les éléments naturels. Un médicament chimique va donc effectivement soulager et même soigner. Mais l'organisme ne saura pas comment éliminer tous les principes actifs qui pourront se promener n'importe où, se fixer ou non, et provoquer effets secondaires à répétition et maladies iatrogènes, c'est-à-dire de véritables problèmes thérapeutiques que les médecins essaieront de soigner avec d'autres molécules chimiques... D'où l'intérêt de se soigner avec des molécules naturelles, donc des plantes. D'un côté, les molécules chimiques, non seulement ne sont pas évacuées, mais souvent bloquent le foie et, de l'autre côté, les plantes sont évacuées et, souvent, libèrent le foie. Le choix semble facile ! D'autant qu'avec les élixirs floraux, tout comme avec l'homéopathie, il ne reste plus de substance active de la plante mais uniquement un «message» qui rétablit un équilibre.

LE LANGAGE DES FLEURS

La tradition populaire affirme que les fleurs ont, chacune, leur langage : la rose symbolise l'amour, le lys, la pureté et... le catleya, l'amour physique : il est vrai que l'on compare souvent cette orchidée à un sexe féminin. En Angleterre, le coquelicot symbolise la mort héroïque. Mais bien d'autres fleurs, au cours des âges et jusqu'à aujourd'hui, ont eu leur mot à dire : voici un petit lexique que vous pourrez consulter la prochaine fois qu'on vous offrira un bouquet !

Aubépine : espérance ou courage
Bouton d'or (renoncule) : danger d'une trop grande richesse
Chiendent : persévérance
Rose : amour ou modestie
Cuscute : bassesse ou ingratitude
Genêt : propreté
Genévrier : pitié ou secours
Héliotrope : ivresse (et même ivresse d'amour !)
Houx : prévoyance et, langage amoureux, résistance
Iris : fidélité, pureté, héroïsme (surtout pour une femme)
Laurier : gloire
Lavande : propreté ou méfiance (doit-on se méfier des personnes trop propres ?)
Lilas : amours adolescentes

Muguet : bonheur
Narcisse : égoïsme
Olivier : paix
Oranger (fleur) : chasteté, pureté
Pissenlit : divination
Verveine : magie ou enchantement (c'était une plante des druides)

Bien entendu, Bach ne s'est pas arrêté à ces symbolismes traditionnels. Toujours est-il que les fleurs nous émeuvent par leurs formes, leurs couleurs, leurs parfums, la douceur de leurs pétales : nos cinq sens (même le goût) sont touchés. On mange de la confiture de rose ou d'angélique, des beignets d'acacia. On saupoudre les salades de pétales de souci. Et, bien sûr, on déguste les tisanes de sauge, de romarin, de lavande ou de tilleul.

LES FLEURS DE BACH PRENNENT LEUR AUTONOMIE

Bien que Bach ait été un médecin homéopathe, créateur de médicaments de toute première importance, il a fait la démarche d'abandonner l'homéopathie, non parce qu'il trouvait cette dernière inefficace ou insuffisante, mais tout simplement parce qu'il cherchait à agir à un autre niveau. Plutôt que de se débarrasser d'un symptôme, la méthode propose de changer le point de vue. Par exemple, une personne qui a tendance à avoir peur, n'aura pas forcément moins peur. Mais, en modifiant son point de vue, sa capacité de compréhension, les conséquences sur son état psychique et physique n'auront plus la même gravité. La grande nouveauté des Fleurs de Bach, c'est d'aider chacun à retrouver les idées claires, la capacité d'autoanalyse et donc d'évacuer les tensions à l'origine des affections.

LES SUCCESSEURS DE BACH

A la mort de Bach, ses disciples se sont regroupés dans une Fondation, le Centre Bach, pour faire connaître l'œuvre de leur maître. Le Centre Bach fabriqua et commercialisa les élixirs floraux avant de confier tout le processus au Laboratoire Nelson, spécialiste anglais de l'homéopathie. La mention «Bach Flowers Remedies» fut déposée comme marque, garantie d'un contrôle par le Centre Bach. D'autres laboratoires fabriquent des élixirs floraux, selon les préceptes de Bach, avec le même soin ; simplement, ils ne peuvent s'appeler «Bach Flowers Remedies».

A la fin des années 60, dans la foulée du mouvement hippie, les élixirs floraux intéressent tous ceux qui cherchent à prendre eux-mêmes leur santé en main, d'une façon aussi douce que possible. La Californie, patrie du mouvement hippie qui prône un retour à la nature, est aussi un réservoir de «cerveaux». Des chercheurs, des médecins, des psychiatres s'intéressent aux fleurs de Bach. C'est ainsi que sont créés, au début des années 80, une vingtaine de nouveaux élixirs. Les recherches s'intensifient partout aux USA mais aussi au Canada, en Australie, en Suisse, en Allemagne, en Italie et, bien sûr, en France.

Les correspondances entre élixirs et états d'âme ne se font plus seulement à partir de la médecine des signatures, de la phytothérapie, de la symbolique, des formes et des parfums ou des usages traditionnels mais aussi à partir des vibrations ou des énergies de chacun ! Aujourd'hui, plus de 5000 élixirs sont répertoriés... et chaque jour il s'en crée de nouveaux. Sur Internet, il est possible de surfer sur plus de 1500 sites faisant référence aux travaux du Dr Bach et à ses successeurs.

QUAND LE SPIRITUEL CHERCHE À S'EN MÊLER

La frontière entre le monde des émotions et celui du surnaturel ou du spirituel n'est pas toujours évidente... et nombreuses sont les personnes (créateurs et utilisateurs d'élixirs floraux) qui n'hésitent pas à la franchir, mélangeant âme et états d'âme au risque de dégoûter les amateurs curieux d'une méthode qui a fait ses preuves. Car, si à l'époque de Bach, dans une société victorienne rigide, il était pratiquement obligatoire de mettre la religion à toutes les sauces, aujourd'hui, on peut très bien faire la distinction entre sentiments et croyances. Cela ne signifie pas qu'il faille éliminer tout aspect spirituel ou religieux de sa vie. Cela ne signifie pas non plus qu'il n'y a rien de spirituel dans les élixirs. Cela signifie simplement qu'il faut mettre chaque chose à sa place et ne pas mélanger les émotions, qui font partie de tout individu (animal ou humain), indépendamment de sa volonté, avec la spiritualité qui relève d'une démarche intellectuelle bien précise. Les élixirs floraux procèdent d'une recherche scientifique. La spiritualité s'appuie sur la foi, la prière, l'élévation vers un idéal absolu. Les élixirs floraux gagneront en crédibilité si on les utilise pour ce qu'ils sont : des rééquilibrants émotionnels. C'est pourquoi le vocabulaire choisi dans cet ouvrage élimine systématiquement des termes comme «ordre divin», «perfection divine», «éternité», «schémas supérieurs», «influence divine», «guide intérieur», «élévation de l'âme», «moi profond»...

Autour des Fleurs de Bach fleurit donc parfois un discours un peu abstrait, initié par Bach lui-même. On y mêle aujourd'hui yin et yang, philosophie hindoue, astrologie... Sachez garder votre objectivité, même (et surtout !) s'il s'agit de votre «âme» : tenez-vous en à une utilisation pragmatique, comme pour toute autre méthode de soins (plantes, homéopathie, argile, acupuncture, etc...). Les élixirs floraux sont simples, pratiques et efficaces. N'allez pas vous laisser compliquer la vie avec des paroles fumeuses !

Y A-T-IL DES DÉRIVES SECTAIRES ?

À plusieurs reprises, la MIVILUDES (Mission interministérielle de vigilance et de lutte contre les dérives sectaires) ainsi que certaines associations de lutte contre les sectes ont mis en garde le public contre l'utilisation abusive des techniques «New Age». Sont visées, outre la leibothérapie, des thérapies comme la kinésiologie, la radiesthésie ou la chromothérapie (voir pages suivantes). Il est bien évident que certains individus – gourous et autres grands prêtres des nouvelles religions – utilisent la détresse psychique des uns et la douleur physique des autres pour «vendre leur soupe» et embrigader de nouveaux adeptes. Mais ce n'est pas parce que des escrocs utilisent une carte bancaire que tous les utilisateurs de carte bancaires sont des escrocs. Ce n'est pas parce que des charlatans se servent des Fleurs de Bach que les Fleurs de Bach sont le signe indiscutable d'une dérive sectaire. Les Fleurs de Bach sont d'autant plus anodines et inoffensives que, d'une part, vous n'avez besoin de personne pour vous en servir et que, d'autre part, leur prix ne mettra jamais en péril votre budget familial. Il faut donc raison garder : le vrai danger, c'est le prédateur, le gourou, le charlatan. Les élixirs floraux, quant à eux, sont simples, efficaces et sans danger.

2
DIAGNOSTIC ET CHOIX DES ÉLIXIRS

LA MALADIE, C'EST D'ABORD DANS LA TÊTE

Bach était persuadé que toutes les affections, graves ou chroniques, pas seulement les dépressions, étaient liées à un problème affectif ou émotionnel. Cette évidence, souvent ignorée des médecins qui cherchent d'abord à isoler chaque maladie et à lui trouver une cause physique (agression extérieure), est aussi tournée en dérision par la plupart des gens. «C'est dans la tête que ça se passe», signifie désormais que c'est «psychosomatique», sous-entendu sans raison médicale réelle.

Or, il faut prendre conscience que la plupart des affections, petites ou grandes, sont d'ordre psychosomatique : le corps, par des poussées d'eczéma, d'herpès ou de fièvre, se révolte contre des problèmes psychologiques cachés. Freud, contemporain du Dr Edward Bach, fut l'un des premiers à le démontrer. Nous sommes malades, parce que nos défenses immunitaires sont tombées.

Il est démontré que le moral intervient directement sur les capacités de notre corps à trouver les réponses nécessaires. Si vous êtes stressé, fatigué, vous laissez la porte ouverte aux infections de toutes sortes. Si vous vous sentez fort, vous passez à travers les rhumes et les grippes. Bien entendu, certains facteurs ou comportements (tabac, alcool, alimentation destructurée...) augmentent les risques de maladie. Mais souvent, ces comportements à risques sont eux-mêmes déjà déterminés par un problème antérieur, sous-jacent.

L'humain, très complexe, passe à travers des expériences plus ou moins traumatisantes et réagit avec plus ou moins de violence, plus ou moins de délai selon les individus. En théorie, il suffit donc d'être bien dans sa tête, pour être bien dans sa peau, bien dans son corps. C'est plus facile à dire qu'à faire. En avoir conscience, c'est déjà commencer à se guérir ou fermer la porte à la maladie.

LES 7 ÉTATS D'ÂME DÉFINIS PAR BACH

Le Dr Bach, en mettant au point ses 38 remèdes - chacun d'entre eux correspondant à un type d'émotion, de sensation, de sentiment ou d'état d'âme -, a répertorié 7 grandes catégories dans lesquelles chaque être humain peut se retrouver un jour ou l'autre :

- La peur
- L'incertitude
- L'indifférence
- La solitude
- La dépendance
- Le découragement
- L'altruisme

Dans chacune de ces 7 catégories, très vastes, définissant des états d'âme négatifs, sont classés les remèdes pour soigner des émotions, elles aussi négatives. Il peut sembler curieux que l'altruisme, la solitude ou même le doute soient considérés comme négatifs. En fait, il s'agit là d'états qui sont à la limite du pathologique et qui vont à l'encontre de l'équilibre de l'individu, provoquant des réactions négatives de l'entourage.

- **La peur :** Aspen, Cherry Plum, Mimulus, Red Chestnut, Rock Rose.
- **L'incertitude :** Cerato, Gentian, Gorse, Hornbeam, Scleranthus, Wild Oat.
- **L'indifférence :** Chestnut Bud, Clematis, Honeysuckle, Olive, Mustard, White Chestnut, Wild Rose.
- **La solitude :** Impatiens, Heather, Water Violet.
- **La dépendance :** Agrimony, Centaury, Holly, Walnut.
- **Le découragement – le désespoir :** Crab Apple, Elm, Larch, Oak, Pine, Star of Bethlehem, Sweet Chestnut, Willow.
- **L'altruisme :** Beech, Chicory, Rock Water, Vervain, Vine.

Dans une même catégorie peuvent coexister deux types d'émotions très éloignées : ainsi dans «la dépendance» on trouve aussi bien des personnes qui se laissent dominer par leur jalousie (Holly), que des personnes qui ne pensent qu'à rendre service (Centaury). Nous verrons en détail chacun de ces remèdes (et de ces émotions) dans le chapitre suivant.

LES TROUBLES NE SONT PAS CLAIRS

Quand on lit les écrits de Bach et ceux de ses successeurs, on peut ne pas se sentir du tout concerné. Car les termes utilisés sont parfois excessifs : ainsi Beech (le hêtre) est destiné aux «perfectionnistes, à ceux qui ne sont jamais contents ou qui ont facilement tendance à critiquer ou à faire des reproches». Quant à Aspen (le tremble), il concerne ceux qui sont frappés de peurs vagues, indéfinissables, de terreurs ancestrales. Or, tout en étant «perfectionniste», vous pouvez très bien ne pas être toujours en train de faire des reproches à votre entourage. Et Aspen vous convient parfaitement même si les «peurs indéfinissables» dont vous vous plaignez ne surviennent qu'une fois de temps en temps. En fait,il faut prendre conscience de deux choses :

1. Bach a exagéré les typologies pour faciliter le choix du remède. Nous avons tous, tous les défauts du monde : c'est la condition même de l'être humain, mais il y en a qui sont plus envahissants que d'autres. Il y en a qui, plus que d'autres, nous pourrissent la vie et pourrissent celle de ceux qui nous entourent. Il s'agit donc d'abord de se comprendre et de découvrir l'émotion la plus perturbante. La plupart du temps, on définit un état d'âme et sa capacité de nuisance par rapport à un autre. Exemple : Nicole a plus tendance à avoir des angoisses inexplicables qu'à dire du mal de ses copines. Ce qui ne l'empêche pas de les critiquer ou de se moquer gentiment d'elles. Mais elle souffre bien plus fréquemment de l'anxiété qui peut l'amener à se réveiller la nuit. Elle choisira donc Aspen.

2. On peut ne pas être conscient d'un état d'âme. Exemple (véridique dont j'ai été le témoin) : Charles est un reporter international. Le soir, après avoir assisté à des combats particulièrement meurtriers, le jeune journaliste se détend dans une soirée entre amis, dans un hôtel en ruines. Un homme, qu'il ne connaît pas, s'approche et lui dit : «Vous avez peur, peur du feu, peur du bruit, peur de mourir.» Charles, surpris, se moque de lui en expliquant que sa vie est faite de dangers, qu'il a vu des bombes exploser à côté de lui et qu'il n'a jamais fui. Mais l'inconnu persiste et justifie ses dires en décrivant les minuscules attitudes du visage, de la main, en insistant sur la position générale du corps dans le fauteuil, pressentant peut-être chez Charles une émotion particulièrement intense, liée non seulement à ce qu'il avait vu mais aussi à ses choix de vie. Pour l'inconnu (j'ai appris peu après que c'était un psychiatre de renommée internationale), Charles allait au devant du danger parce qu'il en avait peur. Or, Charles restait persuadé qu'il n'avait pas peur et que son comportement était celui d'un homme éminemment courageux. Plusieurs années plus tard, Charles m'a avoué, qu'après avoir réfléchi, il avait admis que le psychiatre avait raison. Charles aurait pu prendre Mimulus, ou bien Cherry Plum s'il avait une peur inconsciente de lui-même. Cela n'aurait rien changé à son activité professionnelle remarquable. Cela lui aurait peut-être évité des infections urinaires à répétition.

DÉFINIR NOS CÔTÉS NÉGATIFS

Il est très difficile de se définir en identifiant ses émotions négatives : c'est comme si on ne se présentait que par ses défauts. Cette analyse de soi-même peut sembler pessimiste, voire masochiste, puisqu'on va chercher au fond de soi ce qui est le plus égoïste, le plus mesquin, le plus méprisable. C'est peut-être difficile à faire, mais c'est ce qu'il y a de plus efficace puisqu'on est obligé de mettre le doigt sur le déséquilibre, celui qui met en difficulté : l'origine évidente de maux psychiques avec lesquels on a appris à vivre mais aussi, et surtout, l'origine quasi certaine de maux physiques qui nous empoisonnent la vie ou vont le faire.

L'AUTOANALYSE

La première difficulté est celle de la compréhension de soi-même (ou de la personne que l'on cherche à aider). Certains troubles sont très profondément enfouis : une peur, une angoisse qui provoquent un certain nombre de maux sont elles-mêmes suscitées par des maux plus anciens. Il faut donc procéder lentement et logiquement. Repérer les signes les plus flagrants, utiliser un élixir ; puis, quand ça va mieux, qu'on a les idées plus claires, recommencer l'autoanalyse pour fouiller un peu plus loin et changer éventuellement d'élixir. Mais attention, l'autoanalyse ne doit se transformer ni en nombrilisme, ni en hypocondrie... même si les nombriliques et les hypocondriaques trouvent facilement le remède adéquat dans les «Fleurs de Bach».

LE CHOIX DES ÉLIXIRS

Comme nous venons de le voir, c'est le diagnostic, l'analyse des émotions, comportements et sentiments, qui permet le choix de l'élixir. Ce diagnostic est rendu possible à la lecture de la description de chacune des plantes (chapitres 3 à 5) ou bien en faisant une première sélection par «humeur» (chapitre 6) ou par «affection» (chapitre 7). Mais il est parfois difficile de distinguer deux remèdes proches (par exemple, contre la peur, entre Aspen et Mimulus). On peut aussi hésiter devant le nombre des élixirs autres que ceux inventés par Bach : la peur est soignée aussi par «Angélique», «Sauge» ou «Zinnia» ... Alors on affinera la première sélection en préférant un élixir local ou «indigène». Enfin, on pourra aussi utiliser des techniques plus subjectives et qui font appel à notre intuition.

AFFINER SON APPROCHE

Si la multitude des élixirs complique le choix, c'est aussi une palette formidable de toutes les émotions et de leurs nuances qui permet, comme le fait un peintre avec les mélanges pour obtenir une plus grande subtilité encore dans les teintes. Il faut le répéter une fois encore : la leibothérapie est efficace à la condition que le choix des élixirs soit juste. Et, par conséquent, le diagnostic doit être aussi précis que possible. Certains utilisateurs d'élixirs font plus confiance à leur intuition qu'à leur réflexion. Et pour s'aider, ils utilisent des «outils» peu scientifiques : les photos de la fleur, l'utilisation d'un pendule (radiesthésie), et la kinésiologie.

SE RECONNAÎTRE DANS L'IMAGE

Le principe est simple : quand on hésite entre deux remèdes, il suffirait de se concentrer sur une photo de la fleur sensée, selon certains utilisateurs, faire mieux ressentir l'énergie de chaque fleur en agissant sur le subconscient. Cela semble fort aléatoire d'autant que les fleurs de Bach ne fonctionnent pas seulement sur leur caractère esthétique. Ce caractère esthétique, qui devrait nous émouvoir, est forcément éloigné de la composition et de l'esthétisme de la photo proprement dite. De plus, si effectivement il existe des photos de l'ensemble des fleurs de Bach, il n'en existe pas des autres fleurs avec le même éclairage, le même objectif, la même sensibilité de pellicule, le même photographe...

Cette méthode de visualisation est donc très subjective. Certains utilisateurs expliquent que cette subjectivité fait partie de l'intuition et que, pour renforcer le caractère intuitif, il est aussi conseillé de méditer devant la photo. Il existe aussi des cartes de «situations» ou «d'états d'âmes», avec des dessins comparables à ceux du jeu de tarot. Photos ou dessins, on entre dans des critères trop aléatoires. En revanche, si cette méthode vous semble fiable, rien ne vous empêche de l'essayer.

LA RADIESTHÉSIE

Les élixirs floraux possèdent une énergie vibratoire. C'est elle qui permet de rééquilibrer le système émotionnel. Mais aucun instrument de mesure scientifique ne peut mesurer ce champ vibratoire. Il existe, mais on ne le voit pas, un peu comme l'électricité ou les champs électromagnétiques demeurés mystérieux jusqu'au siècle dernier. Le pendule est un instrument utilisé en radiesthésie pour dénicher ce type de vibration infime. Il s'agit d'un cône, d'une boule, d'un cylindre de bois, de métal, de verre ou de cristal suspendu à une chaîne. On tient la chaîne entre le pouce et un doigt. On tente de garder la main avec le pendule totalement immobile au-dessus de l'objet à «questionner». Selon les personnes, le pendule tourne dans un sens ou un autre et, selon le mouvement, il serait possible de déceler un champ vibratoire positif ou négatif.

Certaines personnes pourraient trouver les sources cachées, faire un diagnostic des maladies, comprendre l'organisation de nœuds électromagnétiques dans le sol ou la maison... Cette méthode de mesure est inexplicable scientifiquement même si des chercheurs de très haut niveau comme le professeur Rocard (inventeur de la bombe atomique française et père de l'ancien Premier Ministre) ont consacré des années de travail pour percer ce mystère. La radiesthésie a aussi l'inconvénient d'être utilisée à tort et à travers, même par les diseuses de bonne aventure. Enfin, la méthode est très subjective car le mouvement du pendule peut être provoqué consciemment ou inconsciemment par la main.

LA KINÉSIOLOGIE

De nombreux praticiens des élixirs utilisent cette méthode qui permet de mesurer les champs vibratoires, les flux électriques et nerveux de notre organisme par l'intermédiaire des muscles. La kinésiologie n'a rien à voir avec la magie et pourrait même être expliquée scientifiquement. Sa technique a été décrite en détail par Machaelle Small Wright, l'une des créatrices actuelles d'élixirs floraux. Le principe est d'ouvrir ou de fermer «des circuits électriques» avec les doigts. Selon le champ vibratoire, les doigts se rapprochent ou s'éloignent les uns des autres. La force ressentie est telle qu'il est impossible de maintenir en contact l'index et le pouce, dans le cas d'une énergie négative.

Cette méthode demande une certaine pratique et une concentration sans défaut, ce qui n'est pas toujours possible en automédication puisque, justement, le système émotionnel est déséquilibré. Il vaut donc mieux laisser la kinésiologie à ceux qui la pratiquent régulièrement.

LES CONSEILS DES AUTRES

Il est évident que, pour mieux se comprendre, l'aide des autres est souvent utile. Mais attention au prisme déformant : les autres ne vous connaissent que sous un certain angle. Mieux vaut donc parler avec quelqu'un qui ne vous côtoie pas de façon régulière, quelqu'un en qui vous avez suffisamment confiance, quelqu'un qui possède quelques bases de psychologie et quelques connaissances des élixirs. Ce qui fait beaucoup de conditions. L'autoanalyse et l'automédication restent les méthodes les plus discrètes et souvent les plus fiables.

PRÉFÉRER DES PLANTES LOCALES

L'être humain évolue en symbiose avec l'endroit où il vit : il subit les mêmes ensoleillements, pluies, influences planétaires que les plantes. Il fait partie d'un microcosme local. Ainsi, pour un Français, il est préférable de soigner les problèmes circulatoires avec de la vigne rouge qui pousse partout dans l'Hexagone. L'hamamélis, aux propriétés comparables mais qui s'est adaptée depuis peu à l'Europe, sera plutôt destiné aux Américains ou aux Canadiens... Vous commencerez donc plutôt par les Fleurs de Bach et les élixirs français puisqu'ils sont faits, la plupart du temps, à partir de plantes sinon européennes du moins adaptées depuis longtemps à nos régions.

La logique des plantes locales est valable pour des maladies traditionnelles et donc locales. Malheureusement, durant ces dernières années, de nouveaux maux sont apparus, notamment au niveau émotionnel (qui peuvent, comme nous l'avons vu, entraîner des maux nouveaux : surpoids, insomnies, tabagisme...). Ce sont des pathologies liées à de nouveaux modes de vie, à la mondialisation de l'économie ou de la culture, à l'industrialisation... Ce qui fait que les plantes locales ne sont peut-être plus toujours adaptées. Alors, on s'orientera vers des élixirs plus «exotiques», piochant dans la «leibothérapie» australienne, sud-africaine ou nord-américaine.

LES PARTICULARITÉS NATIONALES... ET CELLES DES ÉLIXIRS

Les élixirs floraux sont partout présents dans le monde : les Fleurs de Bach sont utilisées dans 70 pays. Il semble logique que soient préférées les plantes indigènes. Mais les distributeurs des Fleurs de Bach remarquent que certains élixirs sont plus vendus dans certains pays que dans d'autres. Ainsi, les pays réputés puritains (USA, Royaume-Uni, Irlande, Pays-Bas) sont les principaux consommateurs de l'élixir White Chesnut qui calme les idées envahissantes ou les obsessions impossibles à refouler. En France, les élixirs les moins demandés sont Vine (personnes très autoritaires), Beech (intolérance et critique), Heather (égocentrisme). Les plus demandés sont Star of Bethlehem (chocs, traumas, douleurs, chagrin, peine, fragilité) et Larch qui soigne le manque de confiance en soi ! De fait, peu de gens reconnaissent volontiers leur excès d'autorité ou leur intolérance. C'est donc à l'entourage des tyrans domestiques ou hiérarchiques d'agir... en les persuadant d'essayer, pour leur propre bien, les élixirs floraux.

AVEC OU SANS ALCOOL

Bach a préféré le brandy anglais (plus proche du cognac que du brandy français) à tout autre produit pour la dilution et la conservation de ses remèdes. Certaines personnes se refusent totalement à boire de l'alcool. Il s'agit d'un faux débat puisque 2 gouttes d'alcool dans un verre d'eau n'arriveront jamais à saouler qui que ce soit, pas même un nourrisson ! D'ailleurs, la boisson obtenue n'entraîne aucune modification mesurable de goût, de couleur, ou de taux d'alcool. La seule modification se porte sur le «message». L'élixir, comme un médicament homéopathique, ne contient aucun principe actif, aucune molécule thérapeutique : il s'agit simplement d'une modification très subtile du champ vibratoire. Cette modification est si légère qu'elle est non mesurable, d'où la difficulté de prouver *in vitro* l'efficacité des élixirs floraux.

Par ailleurs, il est faux de prétendre que quelques gouttes d'alcool peuvent faire retomber un alcoolique dans son vice. Au contraire, certains produits phytothérapiques comme l'élixir du Suédois (qui n'est pas un élixir floral mais une macération de plantes dans l'alcool) peuvent aider au sevrage alcoolique... tout comme les Fleurs de Bach.

La crainte de l'alcool est souvent d'ordre psychologique. Contre certaines angoisses (crainte de retomber dans l'alcoolisme, crainte que les enfants ne suivent l'exemple du grand-père...), il n'est pas toujours utile de lutter de front. Le refus de l'alcool peut aussi faire partie d'une stricte observance religieuse. Il existe donc, depuis quelques années, des élixirs floraux sans alcool :

- à la sève d'érable (qui doivent être conservés au réfrigérateur) ;
- à l'huile d'olive (ou de pépin de courge ou de bourrache) : cette formule est assez intéressante pour les complexes destinés à un usage externe comme les massages ;
- dans des bonbons au sucre ou au miel.

Dans bien des cas, ces élixirs floraux sans alcool se révèlent d'une moindre efficacité.

UNE DÉMARCHE PROGRESSIVE

Se soigner avec les élixirs floraux nécessite patience et tâtonnements. En effet, trouver l'émotion juste, le remède qui correspond non seulement aux troubles mais à une sorte de reconnaissance vibratoire est une démarche sujette à beaucoup d'impondérables, d'erreurs de jugement ou de sensation. On ne tombe pas juste du premier coup. Dans un premier temps, il ne s'agit pas d'échec : on découvre un traitement qui améliore le mal. Mais rapidement, le champ de l'émotion semble se modifier. D'une part, on a réglé certains symptômes, les premiers diagnostiqués, et, d'autre part, on cherche à aller plus loin, à être plus précis, à avoir une analyse plus intuitive, plus aiguisée. Dans ce cas, on passe à un autre remède et, souvent, on nuance avec un remède «français», «australien» ou «américain». Prenons un exemple.

Vous avez réglé votre «papillonage», votre envie de toucher à tout, votre indécision à vous lancer dans une voie, celle qui vous convient exactement, en prenant le remède de Bach «Wild Oat». Vous avez identifié vos envies, vos besoins : vous vous retrouvez soudainement empli d'un désir d'avancer tel qu'il en irrite vos sens. Vous êtes hyperexcité et comme paralysé par un influx nerveux exagéré. Alors, pour transformer cette tension, vous avez recours à «Consoude» qui facilite la décontraction tout en maintenant votre vitalité.

UN PAR UN

En théorie, il vaut mieux procéder élixir par élixir, car c'est plus facile de comprendre les réactions. En procédant par élimination, on arrive, après trois ou quatre essais, à l'élixir qui correspond le mieux, pour soigner en profondeur. Mais souvent, surtout au début, il est difficile de se décider entre deux soins assez proches. Il est aussi possible que vous ayez diagnostiqué plusieurs «états d'âmes» bien particuliers et très emmêlés. Quand on se sent «désespéré», on se sent aussi seul ou résigné ou craintif... Alors, vous pouvez combiner les élixirs pour obtenir votre «médicament» personnalisé, appelé «composé floral».

DES ÉTAPES SUCCESSIVES OU DES NUANCES

Vous êtes donc passé par plusieurs émotions grâce à plusieurs élixirs. Il peut aussi se trouver que, d'emblée, vous arriviez à analyser plusieurs émotions complexes qui s'entremêlent. Par exemple, vous pouvez prendre à la fois :

• Impatiens (Fleurs de Bach) : votre nervosité et votre incapacité à déléguer s'estomperont et vous deviendrez plus tolérant, plus patient mais aussi plus efficace ;

• Freshwater Mangrove (Australian Bush) : votre conformisme intellectuel, lié à une éducation rigide, s'ouvrira plus facilement aux idées neuves ;

• Romarin (élixir français) : vous aidera à recentrer vos idées et à être plus chaleureux avec les autres.

ELIXIRS COMPLEXES OU COMPOSÉS FLORAUX

Le premier à avoir mélangé les élixirs, c'est Bach lui-même, quand il a créé Rescue, un remède utilisé dans les cas de crises, les situations d'urgence ou de détresse. La plupart des nouveaux créateurs d'élixirs proposent des «complexes». On trouve ainsi : «Complexe N° 1 (dépendance)» du laboratoire Biofloral, «Complexe N° 12 (adolescence)» des laboratoires Deva, «Inspire» de Green Hope Farm, «Travel Essence» de Australian Bush Flowers Essences ou bien encore «Complexe N°3 (concentration)» du laboratoire Biofloral. Mais il est sans doute plus efficace de préparer vous-même le complexe qui correspond à vos troubles.

VOTRE PROPRE RECETTE

Il suffit de choisir entre 4 et 7 (au maximum) élixirs qui correspondent le mieux à vos troubles et de les mélanger à parts égales dans un autre flacon.

Pour ne pas vous tromper dans les mesures, c'est assez simple :

- procurez-vous en pharmacie un flacon de 30 ml en verre coloré avec pipette ;

- nettoyez le flacon et la pipette avec du cognac ; ne l'essuyez pas mais laissez sécher au soleil ;
- collez une étiquette à partir de la base de ce flacon et graduez-le par 1/2 centimètre.
- versez chaque élixir de façon à remplir 1/2 cm ou 1 cm.

Si votre composé floral comprend un ou deux élixirs qui ne vous correspondent pas, cela n'aura aucune conséquence grave. Simplement, vous mettrez peut-être un peu plus de temps à retrouver votre bien-être.

Certains «spécialistes» des fleurs de Bach conseillent de faire les complexes floraux avec une seconde dilution : on met 7 gouttes de chaque élixir dans le flacon de 30 ml, auquel on ajoute 30 % de cognac et 70 % d'eau ou bien encore 100 % de cognac. La méthode de seconde dilution paraît moins précise que le mélange simple et ne se justifie pas vraiment (lire aussi pages 223 et 224).

AUCUN RISQUE

Les élixirs, seuls ou composés, ne présentent aucun effet secondaire négatif. Il n'y pas non plus de risque si vous avez mal choisi, mal mélangé ou si les doses ne sont pas respectées.

MODE D'EMPLOI

Tout comme pour l'homéopathie, la dose a assez peu d'importance. En homéopathie, on conseille généralement 3 granules, surtout parce que les malades ont l'habitude d'une dose fixe avec les médicaments traditionnels. En leibothéraphie (élixirs floraux), c'est la même chose. Trois à quatre fois par jour, 2 à 3 gouttes sur le bout de la langue suffisent, même si certains thérapeutes préconisent 7 à 8 gouttes sous la langue. Essayez de garder l'élixir deux ou trois minutes dans la bouche. Bien entendu, il faut éviter le contact de la bouche avec la pipette du compte-goutte. Si vous ne supportez pas le goût de l'alcool, vous pouvez diluer ces gouttes dans un verre d'eau de source (ou filtrée) non minéralisée. Les gouttes peuvent être ajoutées à un biberon, à un jus de fruit, en même temps que les autres médicaments...

UNE EFFICACITÉ SOUVENT IMMÉDIATE

Pour la plupart des cas d'urgence, comme les peurs incontrôlables, les montées d'angoisse, le vertige, les maux d'altitude ou de transport, les malaises devant un accident ou à la vue du sang... un mieux est ressenti immédiatement, au point que certains pompiers ou policiers gardent toujours dans leur poche un petit flacon de «Rescue», le mélange mis au point par le Dr Bach. Pour les troubles plus profonds, liés à des problèmes psychologiques ou à des chocs émotionnels graves, le traitement est nécessairement plus long. L'amélioration se fait en douceur et peut prendre plusieurs semaines. Si aucune amélioration n'est ressentie dans les cinq à six jours, essayez un autre élixir. Un traitement se poursuit rarement au delà de deux mois. Dans tous les cas, dès que vous vous sentez vraiment mieux, arrêtez de prendre le remède.

CHOISIR LE MEILLEUR MOMENT

Le meilleur moment pour se soigner, c'est bien sûr celui où l'on se sent malade ! Mais, en réalité, s'il est indispensable de se soigner quand on souffre, on peut aussi choisir un moment plus favorable, soit après le passage de la crise pour accélérer la guérison, soit avant même de tomber malade ! En effet, on peut très bien éviter les «ennuis», petits et même grands, en renforçant ses défenses naturelles. Et puis, c'est justement quand on ne va pas trop mal que l'on peut mieux s'analyser.

NE PAS INTERROMPRE UN TRAITEMENT MÉDICAL

Les élixirs n'ont aucune influence sur les médicaments. Ils n'en potentialisent ni les effets négatifs ni les effets positifs. En revanche, ils aideront votre organisme à mieux accepter les médicaments chimiques et à renforcer ses défenses immunitaires, ce qui aura forcément un effet accélérateur vers la guérison. Les élixirs ne remplacent pas la médecine allopathique (médicaments classiques), l'homéopathie ou toute autre forme de soins. Il faut donc impérativement, quand on suit une cure d'élixirs, continuer son traitement médical.

ET LES ANIMAUX ?

Certains prétendent que les élixirs floraux ont seulement un effet placebo. Or, tout comme pour l'homéopathie, la leibothérapie est efficace sur les animaux, qui éprouvent aussi des sentiments : joie, peur, jalousie, tristesse... La difficulté est, bien entendu, de comprendre leurs troubles et il n'est pas question d'entrer dans des analyses aussi fines que pour les humains. Mais un chien trop peureux, un chat agressif, un cheval systématiquement dominant au point de ne pas respecter son cavalier... sont des cas qui peuvent être soignés avec les élixirs floraux. De même que les situations traumatisantes pour nos compagnons à quatre pattes : un chien voyant son maître quitter la maison craint d'être abandonné ; un chat, fou de douleur après la mort de son maître, refuse de manger ; une chienne doit se séparer de ses petits... Autre utilité des élixirs floraux, les accidents et leurs conséquences psychologiques : un chat est renversé par une voiture, il ne comprend pas pourquoi il ne peut plus se servir de sa patte qui lui fait mal...

3
Les Fleurs de Bach

Dans ce chapitre, les remèdes élaborés par Edward Bach sont disposés par ordre alphabétique avec d'abord le nom *anglais* puisque c'est ainsi que Bach les a appelés et que c'est sous leur nom anglais qu'ils sont commercialisés. Viennent ensuite le nom *français* et le nom *latin*.

Description et présentation des Fleurs de Bach

Pour chacune des Fleurs de Bach, une fiche a été établie, reprenant ses différentes caractéristiques dans l'ordre suivant.

• Identification botanique

Elle est indispensable si vous voulez cueillir et fabriquer vous-même vos élixirs. Elle donne aussi des indications importantes sur le mode de vie de la plante, ce qui contribue à la compréhension de la logique de Bach dans son choix.

• Fleurs

Pour déterminer avec précision chaque plante et son utilisation, Bach a procédé en s'inspirant souvent de la théorie des signatures et en vérifiant par expérimentation. Par conséquent, la forme, la couleur et l'évolution de la fleur (du bouton jusqu'à la graine) ont une importance capitale pour comprendre son mode d'action.

• Phytothérapie

La plupart des plantes choisies par Bach ont aussi une action médicinale. Certes, Bach privilégiait l'effet sur les émotions ; par ailleurs, le mode de fabrication utilisé (avec une grande dilution) laisse peu de place aux principes actifs des plantes. Toutefois, il peut être intéressant de constater que certaines émotions rééquilibrées par un élixir de fleur sont parfois liées aux troubles physiques qui peuvent être soignés par cette même plante. C'est une indication supplémentaire dans le choix de l'élixir ou dans la décision de lui associer une tisane à des fins phytothérapiques.

• Sensations, sentiments

Préconisations de Bach lui-même, traduites dans une langue plus actuelle. En italiques, la classification dans l'un des 7 états d'âme définis par Bach.

• Autres signes possibles

Précisions et commentaires pour faciliter le choix de l'élixir. Il s'agit seulement de pistes : un ou deux symptômes peuvent suffire pour faire comprendre l'adéquation ou la non-adéquation du remède. Ainsi, les maux physiques évoqués (troubles digestifs, urinaires, rhumatismes...) ne sont que des prédispositions éventuelles. La distinction avec des élixirs proches est aussi précisée.

• Guérison

Description de l'effet recherché et attendu.

• Enfant

Les enfants sont très sensibles aux élixirs floraux. D'abord, parce que leurs émotions sont moins complexes, moins imbriquées que celles des adultes : il est donc plus facile de procéder à un diagnostic. Ensuite, parce qu'ils passent pratiquement par toutes les émotions, tous les «types de Bach» au fur et à mesure de leur croissance : certains remèdes peuvent donc correspondre à des âges particuliers. Enfin, les enfants ayant été moins soumis aux médicaments chimiques (antibiotiques, somnifères, etc...) réagissent bien mieux aux méthodes naturelles.

Votre question, ma réponse

Les cas particuliers sont des exemples qui illustrent bien les possibilités des fleurs de Bach, d'où l'intérêt de ces témoignages de lecteurs.

Agrimony

Aigremoine

Agrimonia eupatoria (ou *Agrimonia odorata)*

Identification botanique

Cette rosacée de 40 à 70 cm de haut, aux feuilles découpées, grisâtres dessous, vit dans les terrains ensoleillés et argileux. Sa tige légèrement poilue se termine par des inflorescences jaunes en forme de cierge. Ses racines sont des rhizomes épais. Elle est très répandue dans toute l'Europe. Son nom vient du grec «*argemone*» qui signifie «taie de l'œil», en rapport avec ses propriétés ophtalmologiques.

Fleurs

A la fin du printemps et durant l'été, l'aigremoine tend ses hampes de petites fleurs jaunes, peu odorantes, à la saveur amère. Ses boutons floraux s'épanouissent en partant du bas et chaque fleur, qui comprend cinq pétales, dure trois jours avant de se refermer en une graine munie de crochets pour être transportée par les fourrures des animaux. Il n'est pas impossible que Bach se soit intéressé à cette fleur, d'abord attiré par son nom, proche du mot «acrimony» qui signifie aigreur. Mais avec son allure élégante et sa couleur jaune vif, cette fleur ne semble pas portée.. à l'acrimonie !

Phytothérapie

Aujourd'hui un peu oubliées, ses propriétés médicinales étaient connues depuis la préhistoire. L'aigremoine est anti-inflammatoire, diurétique, cicatrisante et astringente. En infusion, on l'utilise pour tous les problèmes ORL, les troubles digestifs, le diabète et le surpoids. Elle a longtemps eu la réputation de guérir les empoisonnements (venin de serpent, intoxications alimentaires), de favoriser le développement de la mémoire et de ralentir la baisse de la vue. Les chanteurs en prenaient des tisanes de fleurs pour préserver leur voix.

Sensations, sentiments

La dépendance

Vous avez l'air toujours joyeux et vous recherchez la paix. Ne supportant pas les disputes, vous êtes prêts à tout pour les éviter, même aux compromis défavorables. Vous cachez vos problèmes et vos inquiétudes par l'humour et la bonne humeur. Sociable, vous êtes apprécié par votre entourage. Vous pouvez avoir tendance à vous «soigner» à coups de médicaments, de cigarettes ou d'alcool.

Autres signes possibles

Votre nervosité est soit rentrée, refoulée (ce qui vous fait fumer ou boire de l'alcool), soit exubérante jusqu'au maniérisme. Vous passez par des phases possibles de mythomanie. Vous attachez une grande importance au regard de l'autre. Vous pouvez accepter l'humiliation par crainte d'un conflit. Vous montrez difficilement vos sentiments profonds. Apparemment indifférent à ce qui vous touche, vous pouvez laisser éclater la colère quand vous êtes en difficulté. Vous refusez de vous analyser ou de parler de vos émotions avec les autres. D'ailleurs, vous n'aimez pas fouiller en vous. Vous évitez de vous retrouver seul.

Guérison

Distanciation retrouvée par rapport aux problèmes personnels qui ne seront plus ressassés. Acceptation d'en parler avec un proche ou un «psy». Stabilité de caractère. Optimisme. Arrêt de l'intoxication médicamenteuse, tabagique ou alcoolique éventuelle.

Enfant

Il cache ses souffrances par une apparente gaieté. Quand il est seul, il peut paraître boudeur. Docile et sociable, il est soucieux de plaire à ses parents, copains et enseignants.

Aspen
Tremble
Populus tremula

Identification botanique

Le tremble est un peuplier d'environ 20 mètres qui pousse sur les sols pauvres et humides. Son écorce est lisse, grisâtre. Sa silhouette mince, jouant avec les nuages, est reconnaissable de loin. Ses feuilles, rondes avec une pointe émoussée et des bords faiblement dentelés, sont duveteuses au printemps puis lisses à la fin de l'été. Elles frémissent au moindre souffle d'air, d'où le nom de l'arbre.

Fleurs

A la fin de l'hiver, avant les feuilles, les chatons mâles et femelles se forment sur le même arbre. Les premiers sont longs, munis d'écailles et les seconds, plus petits, ressemblent davantage à une fleur. On utilise les mâles et les femelles aussi bien en phytothérapie qu'en élixirs floraux.

Phytothérapie

Le tremble, un peu méprisé par rapport à son cousin le peuplier noir, bien plus majestueux, est connu depuis les anciens Grecs pour ses vertus médicinales. D'ailleurs, l'arbre était dédié à Hercule. Sainte Hildegarde, la plus célèbre phytothérapeute du Moyen Age signalait que pour potentialiser un baume, il fallait ajouter de la poudre d'écorce de tremble.

Les chatons sont très diurétiques, éliminant les infections urinaires, le prostatisme et les calculs rénaux. Anti-inflammatoire, antalgique, antiseptique, circulatoire, expectorant, le tremble est aussi utilisé contre les rhumatismes, l'arthrite, la toux, la bronchite et les hémorroïdes. Détail à savoir : il fait partie des salicacées, comme le saule, c'est-à-dire qu'il est riche d'une substance, l'acide salicylique qui, synthétisée, a donné... l'aspirine.

Sensations, sentiments

La peur

Vous vous sentez mal à l'aise, comme pris par des peurs diffuses, inexplicables. Ce sont des craintes occultes, superstitieuses, ancestrales, indéfinissables. Votre attitude est le repli sur vous-même, en attendant que ça passe. Vous n'osez pas dire aux autres ce que vous ressentez.

Autres signes possibles

Vous imaginez souvent le pire pour vous ou les vôtres. Cela met vos nerfs à vif et personne ne comprend vos réactions impulsives. Mais cela peut vous rendre aussi mélancolique, vous donnant un air inabordable. Vous tremblez (c'est le cas de le dire) au moindre bruit. Vous souffrez d'une hypersensibilité qui vous fait «voir» des choses autour de vous ou interpréter des paroles dans un sens négatif sinon angoissant. Vous vous réveillez dans la nuit. Certaines peurs peuvent être de l'ordre de la névrose et, consciemment, vous avez peur d'un élément même si vous ne savez pas pourquoi : peur du noir, de la mort, de la peur elle-même, agoraphobie, claustrophobie, phobie sociale...

Guérison

L'angoisse injustifiée et l'imagination négative font place au courage. Sensation de force pour affronter l'inconnu. Vous vous sentez naturellement plus joyeux et vous retrouvez votre envie d'entreprendre. Pour potentialiser l'effet de «Aspen», évitez lectures et films effrayants, faites du sport et des activités manuelles. N'ayez pas peur de confier vos craintes à un proche sans oublier de lui préciser qu'elles sont peut-être ridicules mais bien difficiles à surmonter.

Enfant

Il se plaint souvent de cauchemars et réclame une présence ou une lumière. Il peut lui arriver d'être somnambule.

Beech
Hêtre
Fagus sylvatica

Identification botanique

C'est l'un des plus vieux arbres sur la Terre puisque les hêtres sont apparus à l'ère tertiaire. Atteignant 40 mètres de haut, il se plaît dans la plupart des forêts européennes de feuillus. Son tronc est lisse, gris argenté. Son port peut être élancé s'il est en forêt ou bien, s'il est isolé, former une couronne large, sphérique, avec de nombreuses branches. Ses feuilles sont ovales, de couleur vert tendre, à nervures droites. Leurs bords ondulés présentent des poils fins quand elles sont jeunes. Un hêtre peut vivre plusieurs centaines d'années. Le hêtre est rarement touché par la foudre, contrairement au chêne qui, statistiquement, l'est 45 fois plus souvent. En automne, le hêtre se colore du jaune au brun.

Fleurs

Au printemps, les feuilles ainsi que les chatons mâles et femelles apparaissent en même temps. Les mâles, sortes d'épis brun clair, sont couverts de poils soyeux. Les chatons femelles sont composés de deux ou trois fleurs enfermées dans une enveloppe qui deviendra la faine (fruit), huileuse et marron.

Phytothérapie

Très utilisé autrefois en médecine populaire, le hêtre peut se montrer toxique (faines) et même cancérigène (goudron appelé «créosote», extrait du bois). Mais toute substance naturelle efficace prise en trop grande quantité est nécessairement toxique. Il s'agit donc de respecter les doses. Cette fameuse créosote, décriée aujourd'hui, a pourtant contribué à la disparition de la tuberculose. Il est sans doute plus prudent de prendre la créosote sous sa forme homéopathique, Kreosotum, qui serait utile contre les cancers, notamment de la région intestinale et de nombreux autres problèmes de la sphère digestive. En phytothérapie traditionnelle, les parties utilisées du hêtre sont les fruits et surtout la jeune écorce des rameaux de deux à trois ans. Le hêtre possède des composants qui en font un puissant antiseptique, astringent, anti-inflammatoire et fébrifuge. On prend 2 à 3 tasses par jour d'une décoction de 30 g de plante pour 1 litre d'eau.

Sensations, sentiments

L'altruisme

Perfectionniste, vous voulez améliorer les choses autour de vous. Vous n'êtes jamais content. Vous avez facilement tendance à critiquer ou à faire des reproches.

Autres signes possibles

Votre intolérance et votre sens de la critique peuvent être exacerbés par un manque affectif. Vous pouvez donner l'impression d'une certaine froideur, d'une rigidité et même parfois d'arrogance ou de mépris. Vous êtes agacé par les petites manies des autres et leur maniérisme sans avoir conscience de votre propre formalisme. Vous êtes ponctuel et vous détestez le désordre. Soucieux de perfection, vous mettez un point d'honneur à être irréprochable. Vous aimeriez que les autres fassent aussi bien que vous. Vous ne savez pas vous mettre à leur portée. Vous vous étonnez que vos amis vous fuient. Parfois, vous souffrez d'un sentiment d'injustice et même de jalousie, sentiments que vous peinez à refouler. Vous compensez cette amertume par des aberrations alimentaires. Ce comportement émotif peut entraîner des troubles intestinaux ou oculaires ainsi que du surpoids.

Guérison

Pour vous aider à surmonter votre envie de critiquer, attardez-vous uniquement sur les côtés positifs et, surtout, évitez de blesser. La franchise n'est pas nécessaire, *a fortiori* quand on ne vous demande pas votre avis. Le remède Beech vous aidera à une plus grande tolérance et à admettre qu'il n'existe pas une seule solution à toute chose. Vous serez plus sensible aux problèmes de votre entourage. Vos rapports avec les autres se détendront et deviendront même chaleureux.

Enfant

Cette attitude du «jamais-content» est si naturelle chez les enfants qu'elle apparaît dans nombre de contes. En effet, le petit humain veut toujours plus, toujours mieux : ce moteur d'un besoin de perfection peut même être alimenté par la jalousie à l'égard d'un frère ou d'une sœur. Beech l'amènera progressivement à mieux mesurer les limites. Attention cependant à ce qu'un proche (frère, sœur, parent, grand-parent, meilleur copain) n'ait pas cette attitude de critique systématique, si facile à imiter.

Votre question, ma réponse

«Mon épouse se plaint de ma froideur. Elle me dit que je devrais prendre Vine ou Oak, car elle dit que suis rigide, autoritaire. Or ce n'est pas du tout ce que je ressens. Je suis bien sûr prêt à modifier mon attitude, mais ce qui semble être agressif envers les autres n'est en réalité qu'une réaction de défense. Je n'exerce pas mon "esprit critique" à tout bout de champ, mais seulement quand je me sens à découvert. J'entre alors dans des colères que je justifie avec une certaine mauvaise foi.»

François L. de La Rochelle.

«Si tu veux la paix, prépare la guerre» : ce vieux proverbe qui justifie l'attaque comme meilleure défense s'applique assez bien à votre caractère. Beech vous conviendrait sans doute mieux, du moins dans un premier temps, car il vous aiderait à ne plus craindre que les autres ne viennent empiéter votre domaine. Votre capacité d'auto-analyse montre que vous êtes aussi capable d'humour : accentuez cette qualité en prenant, dans un deuxième temps, Willow.

Centaury

Petite centaurée

Centaurium Umbellatum (ou Erythraea Centaurium)

Identification botanique

Cette bisannuelle fait partie des gentianacées. Elle est commune partout en Europe, dans les bois, les landes, la moyenne montagne. Haute d'environ 50 cm, elle dresse ses tiges sans poils, à section quadrangulaire, garnies de feuilles ovales, vert pâle, lisses, opposées deux par deux sauf au pied où elles forment une rosette. Il existe plusieurs centaurées, mais il y a peu de chance de la confondre avec une autre, notamment la centaurée chausse-trappe, armée d'épines. La petite centaurée arbore des fleurs en ombelles roses.

Fleurs

En été, les fleurs en forme d'étoiles s'épanouissent au bout des rameaux pour former un joli bouquet. Chaque fleur est formée de cinq pétales, cinq étamines. Chose très particulière, par beau temps, les étamines s'enroulent en spirales (comme des pâtes tortillons !). L'odeur est discrète et la saveur amère.

Phytothérapie

On l'appelle centaurée car le Centaure Chiron en fit un cataplasme à Hercule pour le guérir d'une blessure au pied. En usage externe, elle est donc cicatrisante. Mais ses nombreux principes actifs en font une plante particulièrement intéressante en usage interne : tonique du foie et de la bile, apéritive, calmante, fébrifuge, elle remplace parfois la gentiane sa cousine pour soigner les problèmes hépatiques, les parasites intestinaux, les fièvres inexpliquées, la fatigue et la paresse digestive. En infusion (50 g pour 1 litre d'eau), on en boit 3 à 4 tasses par jour, sucrées au miel pour cacher l'amertume.

Sensations, sentiments

La dépendance

Vous êtes gentil, tranquille, serviable à l'extrême. Votre envie de vous rendre utile, votre dévouement va jusqu'à vous mettre en situation d'infériorité ou de dépendance. Vous en oubliez vos propres raisons de vivre.

Autres signes possibles

«Centaury» est à l'opposé de «Beech» : vous voulez toujours faire plaisir quitte à gêner et à être méprisé pour votre servilité. Vous avez du mal à refuser les demandes ou les pressions de votre entourage au travail ou en famille. Vous sentez le besoin de vous appuyer sur des personnalités apparemment plus solides que vous. Vous avez rapidement de la compassion. Vous êtes plutôt résigné, pas vraiment triste mais jamais réellement joyeux. Vous avez du mal à vous lancer dans l'aventure. Sans doute y a-t-il l'envie de ne pas grandir, de rester enfant. Les problèmes dermatologiques sont assez fréquents.

Guérison

Vous apprenez à être généreux à bon escient. Votre capacité d'autonomie et d'introspection se développe. Vous retrouvez votre dignité tout en restant sociable, mais raisonnablement. Vous découvrez la joie de vivre et de rendre service sans être servile. Vous commencez à prendre des risques. Pour vous aider, pratiquez le yoga ou un sport individuel (vélo, tennis, natation, ping-pong...) qui met en valeur votre ego avant de vous lancer dans un sport collectif.

Enfant

Attitude normale vers l'âge de 7-9 ans. Mais faites attention à ce que cela ne devienne pas un trait de son caractère et se transforme en «pigeon» ou en «souffre-douleur». Le remède «Centaury» doit l'aider à reprendre confiance en lui.

Cerato

Plumbago

Ceratostigma willmottiana

Identification botanique

Originaire du Tibet, de la Chine et de l'Himalaya, c'est la seule Fleur de Bach qui ne se trouve que sous sa forme cultivée. Ses feuilles lancéolées, alternées, assez petites, sont velues des deux côtés. C'est un buisson aux rameaux de couleur ocre qui atteint un mètre de hauteur, très courant en Grande-Bretagne car il sert de haie autour des jardins et des maisons. En France, il s'est bien adapté à la région de Vannes. A la fin de l'été, il offre des bouquets de jolies fleurs bleues.

Fleurs

D'août à septembre, les fleurs se regroupent au bout des rameaux en zigzag. Les pétales, au nombre de cinq, sont bleu vif avec une nuance blanche à la base de la corolle. Les étamines sont de couleur bordeaux.

Phytothérapie

Il n'existe pas de tradition phytothérapeutique de cette fleur, du moins en Europe. Le *Ceratostigma* fait partie des plombaginacées parmi lesquelles on trouve le dentelaire de Ceylan (*Plumbagozeylanica*) à fleurs blanches. Il existe aussi un *Plumbago europaea* aux fleurs gris-bleu, parfois violacées et que l'on rencontre dans les zones méridionales du Bassin méditerranéen.

Malgré leur toxicité et les risques qu'elles entraînent pour les femmes enceintes, les racines de plumbago sont utilisées au Népal et en Inde aussi bien en interne qu'en externe. Elles contiennent de la plumbagine et soignent les problèmes dermatologiques, les douleurs (maux de dents), les rhumatismes et la sciatique. Ne pas consommer sans avis médical.

Sensations, sentiments

L'incertitude

Vous manquez de confiance en vous et vous demandez souvent, trop souvent peut-être, l'avis des autres au risque d'être mal conseillé et de prendre la mauvaise décision.

Autres symptômes possibles

Cette manie de demander conseil va jusqu'à importuner les autres. Vous doutez de vous-même pour des décisions aux conséquences insignifiantes. Vous mesurez d'ailleurs mal l'importance de vos actes que vous avez tendance à surestimer. Dire que vous êtes influençable n'est pas exact puisque vous changez de direction sans arrêt, au gré des avis. C'est souvent le dernier qui parle qui a raison. Cela dénote un certain mépris de vous-même et l'acceptation des modes, des conventions sociales. Vous pouvez sentir le besoin d'attirer l'attention sur vous, même si cela peut donner de vous une opinion défavorable. Il vous arrive de vous méfier des convictions au point de refuser toute règle de conduite. Cette incertitude permanente, quasi maladive, vous bloque et pourrait même justifier une certaine paresse, l'envie de ne rien entreprendre.

Guérison

Cerato a un effet rapide et assez impressionnant pour vous aider à faire confiance à vos intuitions et à votre capacité d'analyse. Bientôt, vous importunerez moins votre entourage et vous ne demanderez conseil que dans les cas de réelle décision difficile à prendre. Vous reconnaîtrez mieux ceux qui sont dignes de votre admiration et de votre intérêt.

Enfant

Ces états d'âme sont caractéristiques de l'adolescence. Le jeune homme ou la jeune fille a besoin de l'approbation de ses camarades. Pour s'affirmer, il suit la mode, qu'elle soit vestimentaire, langagière ou alimentaire ! Cerato l'aidera à devenir plus indépendant et surtout à ne pas tomber sous la coupe des «leaders» qui font et défont les modes au lycée ou au collège ! Cerato calme aussi les enfants trop bavards en classe, qui adorent parler pour ne rien dire.

Cherry Plum

Prunus blanc (Prunier mirobolan)

Prunus cerasifera

Identification botanique

Ce petit arbre d'environ 5 mètres de haut pousse en général dans les haies autour des prairies et des vergers, notamment du Sud de l'Angleterre. Il est assez proche du prunellier à la différence que ses rameaux ne portent pas d'épines. Les feuilles sont ovales et dentelées, duveteuses sur la nervure médiane, dont les jeunes rameaux sont, en général, dépourvus d'épines.

Fleurs

De fin février à avril, avant l'apparition des feuilles, les fleurs blanches, plus grandes que celles du prunellier (Prunus spinosa) éclosent par grappes serrées. Parfois, elles sont en grappes serrées de deux ou trois de chaque côté du bourgeon foliaire et présentent de courts rameaux en forme d'éperons. Chaque fleur compte cinq pétales et cinq sépales. Le fruit, comme une petite cerise rouge ou orange, n'apparaît pas tous les ans et ne peut pas être confondu avec celui du prunellier, de couleur bleue.

Phytothérapie

Les prunus forment une famille de plus de 400 espèces. Cerisiers, pruniers, amandiers, pêchers, abricotiers sont des prunus. Les prunus du Japon sont cultivés quant à eux pour leur magnifiques fleurs décoratives. Tous les fruits des prunus sont non seulement très nourrissants, mais possèdent des propriétés médicinales non négligeables. Les fleurs de prunus, aussi riches en principes actifs, sont laxatives, dépuratives, astringentes et sont conseillées, en infusion, pour les problèmes digestifs ou intestinaux, la goutte, la fatigue et les œdèmes. En externe, les infusions de prunellier sont conseillées en lotion pour toutes les maladies de peau.

Sensations, sentiments

La peur

Vous craignez que votre esprit ne s'emballe jusqu'à en perdre la raison. Vous vous méfiez de vous-mêmes, vous croyant capable de faire des choses terribles, à votre insu.

Autres signes possibles

Il vous arrive d'entrer dans des colères démesurées par rapport à leur objet. Ces colères, d'une violence que vous-même n'acceptez pas, vous laissent augurer des actions insupportables. Vos sens sont comme à fleur de peau. Vous êtes par moments comme endormi et, à d'autres, hyper-émotif. Il vous arrive d'ouvrir une «soupape de sécurité» en cédant à des tentations pas forcément illégales mais que la morale bourgeoise réprouve. Vous pouvez rechercher les sensations fortes et prendre une extrême jouissance, presque animale. Il vous arrive d'être hypocondriaque et de craindre la maladie au point de vous rendre malade, mais il s'agit pratiquement toujours de maladies en relation avec la raison, l'intelligence, la mémoire, le cerveau, les nerfs. Vous avez déjà pensé au suicide qui, à la fois, vous attire et vous fait peur. La petite déprime comme la grosse dépression sont des troubles avec lesquels vous «flirtez». Ces périodes noires alternent avec des longs moments d'optimisme. Alors que «Aspen» craint des choses extérieures et qui n'existent pas forcément, «Cherry Plum» a peur de ses propres pulsions, de se faire du mal et d'en faire à son entourage.

Guérison

Le calme et la pondération reviennent progressivement avec une lucidité retrouvée. Vous vous contrôlez bien plus facilement et vous ne vous culpabilisez plus quand vous franchissez (dans les limites de la légalité !) quelques tabous sociaux ou moraux. Vous vous ouvrez au dialogue et vous écoutez les autres.

Enfant

Il peut s'agir de caprices chez le jeune enfant qui masque, par des exigences, une angoisse profonde. Cet état d'âme survient bien plus souvent au début de l'adolescence avec la montée de pulsions sexuelles incomprises, incontrôlables. On retrouve l'état d'âme «Cherry Plum» en fin d'adolescence quand, en plus des pulsions toujours présentes, s'ajoute l'inquiétude d'entrer dans le monde adulte et de ne pas savoir se comporter raisonnablement comme un adulte.

Votre question, ma réponse

«Il semblerait que Bach définisse la plupart des émotions comme des peurs ou des conséquences de peurs. Si Cherry Plum ou Aspen sont identifiés comme des peurs à part entière, je remarque qu'Impatiens semble être le résultat de la peur de la solitude ou de la dévalorisation de soi, un peu comme Crab Apple, crainte d'être souillé, ou Water Violet, peur d'être asocial ou inadapté.»

Marie J. de Lucerne.

La peur est un système de défense qui permet à tout animal de rester en vie. On peut imaginer que les peurs différentes, plus ou moins enfouies en différentes strates, sont la trame qui régulent véritablement les pulsions et les émotions humaines. Il y a de toute évidence une corrélation entre notre système hormonal, notre système intellectuel et nos peurs. La peur est liée à un environnement intérieur (comme avec Cherry Plum, Larch ou Rock Rose) ou social (Chicory ou Vine). Sans doute l'identification de ses propres peurs (et l'envie de les surmonter) peut-elle faciliter le choix d'un élixir floral.

Chestnut Bud

Bourgeons de marronnier blanc
Aesculus hippocastanum

Identification botanique

Arbre majestueux, bien connu des écoliers, le marronnier d'Inde vient... de Turquie. Ses branches se relèvent à leur extrémité. Son feuillage forme un dôme encore plus magnifique en période de floraison. En hiver, apparaissent sur les rameaux lisses les bourgeons des feuilles disposées par paires opposées. Le bourgeon terminal, plus gros, cache la feuille et la fleur à la fois. Il n'y a pas de véritable différence botanique entre le marronnier à fleurs roses et celui à fleurs blanches, toutefois c'est ce dernier et ce dernier seulement qui est utilisé pour le «Chestnut Bud».

Fleurs

Le remède Chestnut Bud est fabriqué non pas à partir des fleurs, utilisées pour le remède White Chestnut, mais des bourgeons recueillis au début du mois d'avril. En effet, les bourgeons d'hiver perdent leurs écailles protectrices et laissent apparaître les jeunes feuilles couvertes d'un duvet poisseux. C'est le moment de la récolte.

Phytothérapie

Le marronnier fait partie des grandes plantes médicinales au point que plusieurs médicaments en pharmacie sont faits à partir de marron d'Inde, très riche en coumarines, flavonoïdes et saponines. Il possède des propriétés circulatoires et anti-inflammatoires remarquables. Il tonifie les parois des vaisseaux sanguins et reste l'un des produits les plus efficaces contre les hémorroïdes et les varices. Il est déconseillé de faire soi-même les préparations car le marron d'Inde peut causer des intolérances au niveau intestinal. Dans tous les cas, ne dépassez pas deux tasses par jour d'une décoction d'écorce (de la première année). On le trouve en pharmacies et boutiques diététiques sous forme d'extrait liquide et de gélules, ou bien, pour une utilisation externe, de pommade ou de solution à ajouter à l'eau de votre bain. En homéopathie, *Aesculus hippocastanum* est prescrit pour les troubles gastriques, biliaires et les crises hémorroïdaires.

Sensations, sentiments

L'indifférence

Vous avez l'impression d'oublier ce que l'on vous a déjà dit, de ne pas savoir tirer des leçons de l'expérience. C'est comme si vous aviez besoin que les choses se répètent. Ainsi vous avez l'impression de ne pas avancer puisque vous pouvez très bien recommencer une expérience malheureuse et vous vous en voulez de n'avoir pu éviter ce genre de situation.

Autres signes possibles

Vous êtes soit impulsif et superficiel, ne prenant pas le temps de réfléchir soit, au contraire, vous êtes lent, parfois distrait, avec des réflexes retardés : dans les deux cas, vous retombez dans les mêmes erreurs. Cela vous donne une sensation de décalage par rapport à la réalité.

Vous pouvez vous agiter dans tous les sens, soit pour combler votre indécision, soit pour multiplier les essais, les petites expériences rapides et essayer de tomber sur ce qu'il faut faire, après avoir effleuré tout ce qu'il ne fallait pas faire. Dans d'autres cas, le risque de retomber dans une expérience désagréable vous bloque dans l'action et la décision. Tout cela vous empêche de vivre avec plaisir le présent.

Guérison

Vous deviendrez plus attentif. Vous mémoriserez mieux avec une plus grande conscience du réel. Vous deviendrez rapidement plus efficace.

Enfant

Il se concentre difficilement, il apprend lentement. Il est étourdi, pense à autre chose... et oublie ce à quoi il pense. Cet état peut survenir à un moment de crise ou de changement dans la famille. En plus de l'aider avec Chestnut bud, il faut ne pas le tenir à l'écart des problèmes éventuels qui perturbent la famille.

Votre question, ma réponse

«Non seulement je propose des élixirs floraux à tous les membres de ma famille mais aussi à mes amis et à mes collègues de travail. Il semblerait que je sois assez "douée", mais à plusieurs reprises, on m'a dit de me méfier de l'accusation d'exercice illégal de la médecine.»

Ariane Z. de Marseille.

Les fleurs de Bach et autres élixirs ne sont pas considérés comme des médicaments et les émotions ne sont pas des maladies. Donc vous ne courez pas le risque d'être mise en accusation, si vous vous contentez de rendre service et si vous ne cherchez pas à résoudre des questions médicales. Si vous désirez en faire votre profession, il est préférable de suivre des stages qui vous permettront de perfectionner vos connaissances et vous apporteront des précisions sur la déontologie des conseillers en élixirs floraux.

Chicory

Chicorée sauvage

Cichorium intybus

Identification botanique

Cette jolie vivace, de la famille des composées, mesure jusqu'à 1,5 mètre de haut. Elle affectionne les sols calcaires et azotés un peu partout en Europe, en Asie et en Afrique du Nord. Considérée comme une adventice, c'est-à-dire une «mauvaise herbe», elle se trouve rejetée dans les terrains incultes. Les paysans la méprisent car, non seulement elle prend trop de place dans les champs de céréales mais, en plus, avec sa tige ligneuse, la pauvre chicorée n'est même pas bonne pour le fourrage des animaux. Et pourtant, c'est elle qui a donné la délicieuse barbe de capucin, la succulente chicorée et l'endive belge que l'on fait blanchir en cave. Les feuilles assez grandes, lancéolées, partent de la base des rameaux adjacents.

Fleurs

De juillet à septembre, les fleurs bleues, constituées de fins pétales aux extrémités dentelées, ont la particularité de ne s'ouvrir qu'entre 6 h 00 et 11 h 00 du matin. Les étamines aussi sont bleues.

Phytothérapie

De façon traditionnelle, on utilise les feuilles, les fleurs et les racines. Les Romains, pour guérir les migraines, fabriquaient un remède qui associait le jus de chicorée, l'eau de rose et le vinaigre. La chicorée est réputée soulager les troubles hépatiques et nettoyer le système urinaire avec autant d'efficacité que le pissenlit. Des infusions de fleurs ou de feuilles de chicorées facilitent la digestion, soulagent les rhumatismes et les crises d'urticaire. Pour cacher l'amertume, sucrez avec du miel ou du sirop d'agave.

Sensations, sentiments

L'altruisme

Vous vous intéressez beaucoup aux autres et à leurs besoins. Cela vous rend presque trop attentionné, surprotégeant parents, amis et enfants. Vous aimez aussi améliorer les choses, les relations. Vous supportez difficilement l'éloignement de ceux que vous aimez.

Autres signes possibles

En réfléchissant mieux à cette manie de vous mêler des affaires des autres, vous pourriez découvrir, au fond de vous, un brin d'égoïsme, de vanité et même de tyrannie. Vous êtes possessif et, dans votre souci de vous intéresser aux autres, vous pouvez vous laisser aller à critiquer. Il vous arrive de vous apitoyer sur vous-même ou de faire en sorte que les autres s'apitoient ou remarquent le bien que vous leur faites. Ceux qui ne vous obéissent pas ou n'entrent pas dans votre jeu, vous les considérez comme injustes ou inconscients. Pour parvenir à vos fins, vous êtes capable de culpabiliser votre «cible» ou de procéder à un chantage affectif. L'exagération, l'exubérance, la volonté d'impressionner et parfois aussi l'envie de commander entrent en conflit avec une réelle sincérité, une affection certaine, une spontanéité joyeuse.

Vous êtes très sensible et anxieux. Il est probable que cette réaction de vouloir mesurer l'amour que l'on vous porte soit due à une enfance, non pas malheureuse, mais privée d'affection. Vous avez souffert peut-être d'abandonnisme, syndrome psychologique assez fréquent touchant les enfants qui, n'ayant jamais couru le risque d'être abandonné, ont toujours craint de l'être.

Vous pouvez être sujet à des troubles digestifs, à des douleurs articulaires ou musculaires ainsi qu'à des crises de tétanie.

Guérison

Vous arriverez à comprendre votre passé et deviendrez à la fois plus sûr de vous et plus sûr de ceux qui vous entourent. Vous exigerez moins, vous ferez moins «pression», vous donnerez sans rien exiger en retour. Et les autres, naturellement, vous en sauront gré... ce que vous recherchiez auparavant sans y arriver !

Enfant

Cette période est plus fréquente dans la pré-adolescence. L'enfant rend service, le montre, fait des bêtises pour qu'on le remarque. Il aime la solitude s'il la choisit mais la craint si elle lui est imposée. Il peut feindre la maladie pour échapper à une punition ou obtenir une faveur. Il faut le rassurer, ne pas céder à son chantage implicite, l'encourager à une activité artistique, souvent parler avec lui. Le remède Chicory, pris régulièrement, lui fera retrouver générosité naturelle et tranquillité.

Votre question, ma réponse

«J'ai du mal à savoir si je dois prendre Chicory ou Heather.»

Marie-Pierre D. de Lusigny.

Les deux remèdes sont liés à la crainte de manquer d'affection. Le type «Chicory» serait plus autoritaire, plus interventionniste, essayant de modifier le cours des choses. Le type «Heather» serait plus enfantin, plus moulin à paroles, cherchant seulement à ne jamais être oublié. Il y a un côté un peu manipulateur dans Chicory et un côté un peu plaintif, nombriliste dans Heather.

Clematis
Clématite
Clematis vitalba

Identification botanique

De la famille des renonculacées, cette jolie liane suscite l'admiration par ses légères fleurs évaporées qui vont du jaune éclatant au blanc transparent, en passant par le mauve ou le bleu. Mais la clématite qui nous intéresse, n'est pas celle que les jardiniers tressent avec orgueil le long d'une pergola. C'est l'espèce sauvage et européenne, bien plus discrète, qui a été choisie par Bach : elle s'emmêle dans les haies et les arbres. Les feuilles sont longues, découpées en folioles dentelées. En vieillissant, les tiges deviennent ligneuses. Et c'est en automne que l'on constate que l'on est passé à côté d'une clématite : ses styles s'allongent, sèchent et se transforment en filaments, surnommés «barbe de vieil homme».

Fleurs

Portées par les rameaux secondaires, les fleurs éclosent de fin juin à septembre. Presque vertes, elles sont dépourvues de pétales et ne présentent que quatre à six sépales larges et duveteux que l'on confond souvent avec les pétales. La fleur offre de longues étamines charnues, de couleur crème, entourant des styles verdâtres.

Phytothérapie

En médecine populaire, ce sont les feuilles qui sont utilisées mais attention, elles irritent la peau, allant jusqu'à provoquer des cloques car l'un des constituants, la protoanémonine, est caustique. La clématite est si agressive que les gueux, au Moyen Age, pour susciter la charité, s'en frottaient la peau, présentant de magnifiques et pitoyables ulcères. Mais toute plante efficace étant toxique et vice versa, les feuilles de clématite sont fortement antalgiques et anti-inflammatoires, atténuant les douleurs et éliminant les toxines. Il y a aussi de nombreuses indications internes (maux de tête, migraines, infections urinaires) mais fortement déconseillées vu la toxicité de la plante. En usage externe, on utilisera uniquement des préparations pharmaceutiques sous forme d'alcoolature mélangée avec de la vaseline et de la lanoline. En homéopathie, *Clematis erecta* est utilisé pour les eczémas, les cystites et les inflammations génito-urinaires.

Sensations, sentiments

L'indifférence

Vous vivez au jour le jour, sans intérêt ni passion ni passe-temps particulier. On vous considère souvent comme endormi ou amorphe, au mieux comme rêveur. Vous préférez vous projeter dans le futur, vous imaginant une vie plus épanouie, plus réjouissante. Si vous êtes malade, vous êtes peu enclin à vous soigner.

Autres signes possibles

Dans une certaine mesure, vous ne croyez plus au Père Noël mais l'idée de devenir un prince charmant (ou de le rencontrer) ne vous déplaît pas. Cette torpeur qui semble vous submerger vous entraîne dans un monde de rêves. Cela vous rend maladroit, étourdi. On vous reproche de ne pas écouter quand on vous parle et de répondre avec indifférence. Vous aimez dormir et vous vous laissez prendre par le sommeil ou la somnolence dès que l'occasion se présente. Autre plaisir que vous vous accordez : la nourriture et les boissons, avec une petite tendance aux alcools. Indifférent à presque tout, vous vous mettez rarement en colère. Vous n'êtes ni vraiment joyeux, ni vraiment déprimé. Il y a possibilité d'une sorte de perte ou de dédoublement de la personnalité. Les relations avec les autres vous semblent souvent inutiles. Vous vous voyez agir comme s'il s'agissait de quelqu'un d'autre et avec le même recul. Cette indifférence à la vie, qui peut aller, selon Bach, jusqu'à se laisser mourir, «forme polie de suicide», est heureusement rare et passagère.

Guérison

Clematis vous aidera à matérialiser vos rêves, à transformer les idées vagues, les situations imaginées en véritables créations artistiques. Votre métier ou vos occupations deviendront bien plus passionnants, bien plus originaux. Ce qui vous donnera également de l'assurance. Aidez-vous aussi avec des activités très manuelles : jardinage, bricolage... et même massage.

Enfant

Ce cas est rare mais il faut savoir le diagnostiquer et réagir rapidement. L'enfant joue peu, lit peu, ne s'intéresse même pas à la télé ou aux dessins animés. Il se réfugie dans des activités pour plus petits que lui, comme s'il y avait une régression. Il ne fait pas attention où il met les pieds, il tombe ou se cogne souvent. Il rêvasse et communique difficilement. Une activité artistique (musique ou dessin) est plus souhaitable qu'une activité sportive. N'essayez pas de le sortir trop rapidement de son état d'hibernation, laissez tranquillement Clematis faire le travail à votre place.

Crab Apple

Pommier sauvage

Malus pumila

Identification botanique

Le pommier sauvage, de la même famille que le pommier de culture, dépasse rarement 10 mètres de hauteur, se rencontre dans les vergers abandonnés, les lisières de forêts. Son tronc est gris, tortueux, et ses branches sont légèrement retombantes. Les feuilles sont ovales, alternées, sombres sur le dessus, un peu plus claires dessous. Ses fruits sont petits et de couleur vert-jaune.

Fleurs

Au mois de mai, les fleurs d'un blanc rosé éclosent par bouquets au bout de petits rameaux. Les boutons sont rose vif. En s'ouvrant, les pétales, au nombre de cinq par fleur, s'éclaircissent, devenant presque blancs.

Phytothérapie

La pomme fait partie des aliments-médecins. Très riche en vitamines (B1, B2, PP, C) et en minéraux (calcium, fer, magnésium, manganèse), ce fruit possède bien d'autres constituants qui justifient le proverbe anglais «*An apple a day keeps the doctor away*» que l'on retrouve dans les campagnes françaises : «Une pomme chaque matin éloigne le médecin.» La pomme est aussi efficace contre la constipation et le cholestérol. La fleur, quant à elle, contient certains principes actifs développés dans le fruit, mais c'est surtout comme remède contre la toux qu'elle est utilisée. Faites des infusions de fleurs sèches ou fraîches de pommier : 30 g par litre d'eau, 2 à 3 tasses par jour.

Sensations, sentiments

Le découragement

Vous vous sentez sali, humilié. Une sensation de souillure, parfois profonde et difficilement décelable, vous poursuit. Quelle que soit la gravité, vous avez hâte de vous débarrasser de cette impression gluante. Vous avez peut-être essayé de vous soigner et si vous avez échoué, vous vous sentez démoralisé. Ce remède de purification étant un désinfectant aussi bien au niveau moral que physique, vous pouvez l'utiliser sur des blessures que vous croyez infectées.

Autres signes possibles

Le bout des rameaux ressemble à des sortes de griffes ou bien de pattes et de pinces noueuses... comme celles d'un crabe. Rappelons que *crab* en anglais signifie aussi «crabe», «morpions» et... «cancer» ! *To be crabby* signifie être maussade, grincheux. Bach, attentif à la médecine des signatures ainsi qu'au principe homéopathique «*similia similibus curentur*», n'a certes pas repris exactement cette interprétation mais il en a pris la direction. Morpion et cancer sont bien, chacun à leur niveau, deux maux tabous qui inspirent le dégoût. Et le cancer est une sorte de pourrissement qui prolifère. Vous pouvez donc utiliser Crab Apple si vous êtes atteint d'une maladie qui vous dégoûte, qu'elle vous ronge intérieurement ou qu'elle explose sur votre peau comme des ulcères, de l'eczéma ou de l'acné. Mais cette sensation de souillure peut aussi venir d'une expérience désastreuse, notamment si cela s'est produit quand vous étiez enfant : tentative de viol, attouchements, harcèlement... Sans qu'il y ait forcément une raison, vous pouvez être dégoûté de certaines fonctions physiologiques : accouchement, allaitement, défécation, sexualité... et maladie. Il arrive aussi que la présence de quelqu'un qui vous nuit semble avoir imprégné les murs. Et vous seriez prêt à tout repeindre pour purifier votre maison. Les maniaques de la propreté qui ne supportent pas une trace sur le carrelage de la cuisine, qui se lavent les mains sans arrêt, devraient essayer aussi Crab Apple. Paradoxalement, ce dégoût porté à son paroxysme, peut être source d'excitation refoulée.

Guérison

Peu à peu vous comprendrez d'où vient ce dégoût (éducation rigide, expérience pénible...) et vous cesserez de vous culpabiliser. Bientôt, cet état, qui frise parfois la névrose, disparaîtra. Vous vous sentirez mieux à mesure que grandira l'estime pour vous-même. Pour accélérer l'effet de Crab Apple, prenez des bains aux huiles essentielles. La lavande, si vous en appréciez l'odeur, est la mieux indiquée.

Enfant

Les enfants passent tous par cette étape avec l'apprentissage de la pudeur qui survient à partir de 5 ou 6 ans. Une deuxième vague d'état d'âme «Crab Apple» surviendra juste avant l'adolescence, avec la crainte du sexe opposé qui s'ajoute à une peau acnéique ou, pour les filles, à la survenue des règles. Ce n'est que si ce dégoût devient excessif, exagéré, à la limite pathologique que l'on donnera Crab Apple et aussi bien sûr dans le cas tragique ou l'enfant a vécu une expérience traumatisante.

Votre question, ma réponse

«Quels sont les élixirs floraux les plus efficaces ?»

Geneviève L. de Lucerne.

Cette notion est difficilement mesurable. Toutefois, en dehors de l'élixir d'urgence, j'ai été particulièrement impressionné par les résultats obtenus avec Crab Apple, Holly, Impatiens et Vine. J'ai par ailleurs reçu d'excellents témoignages sur Agrimony et Aspen. On peut aussi regarder les meilleures ventes par pays. Ainsi, les pays réputés puritains (USA, Royaume-Uni, Irlande, Pays-Bas) sont les principaux consommateurs de l'élixir White Chesnut qui calme les idées envahissantes ou les obsessions impossibles à refouler. En France, c'est Larch qui arrive en tête des ventes... Larch qui soigne le manque de confiance en soi !

Elm

Orme commun

Ulmus procera (ou Ulmus Campestris)

Identification botanique

L'orme, qui peut dépasser 40 mètres, est répandu dans toute l'Europe. Sa couronne circulaire lui donne une allure majestueuse. Son écorce sombre et rugueuse est striée de profondes crevasses. Les feuilles, ovales, pointues ont une base asymétrique et sont poilues dessous.

Fleurs

Les fleurs couleur bordeaux apparaissent en février jusqu'en avril, avant les feuilles. Elles sont petites, nombreuses, disposées en grappes. Chaque fleur est composée de sépales soudés et de quatre à cinq étamines rouges qui sortent du calice.

Phytothérapie

Les constituants de l'orme sont du mucilage, des tanins, des oligo-éléments (silice, potasse), des résines et un principe amer. Cicatrisant, diurétique, dépuratif, astringent, désinfectant, il est utilisé en interne contre les rhumatismes et en externe contre les infections vaginales et les dermatoses. Attention, il a un effet peu recherché : il est constipant. En interne, prenez 2 à 3 tasses par jour d'une décoction de 30 g d'écorce dans un litre d'eau, laissez bouillir 15 minutes. En externe, laissez macérer pendant 15 jours des écorces dans de l'huile d'amande douce ou de l'huile d'olive première pression à froid. En homéopathie, on utilise des préparations à base de teinture mère pour tous les problèmes de peau.

Sensations, sentiments

Le découragement

Vous faites du bon travail et vous aimez votre métier ou vos occupations. Vous êtes optimiste, et vous êtes sensible aux causes humanitaires. Mais vous vous êtes laissé déborder par le travail. Vous êtes submergé et vous craignez de ne pas pouvoir faire face. Ne pas vous sentir à la hauteur de vos responsabilités vous déprime.

Autres signes possibles

Vous avez le sens du devoir et vous êtes plutôt rationnel. Vous êtes fatigué, une fatigue passagère et pourtant épuisante. Vous avez besoin d'un remontant ou de vacances dans les moments d'abattement mais vous ne voulez pas prendre le risque de tomber malade ou de vous absenter. Vous savez que les autres comptent sur vous, et c'est une pression supplémentaire que vous vous infligez. Vous passez par des moments d'autosatisfaction discrète et des moments d'autodévalorisation. La fatigue «Elm» est occasionnelle et liée à des responsabilités, la «Hornbeam» correspond à la fatigue de celui qui n'aime pas son travail alors que la fatigue «Olive» est due au stress ou aux efforts soutenus.

Guérison

Cet état, même s'il est angoissant, n'est pas grave et Elm vous aidera à retrouver rapidement vos repères et votre capacité de travail. Avec une nouvelle sûreté d'appréciation, vous ne vous noierez plus dans un verre d'eau. Aidez-vous aussi en vous oxygénant, en pratiquant un sport pour décompresser. Demandez à votre conjoint de vous masser avec des huiles essentielles (3 gouttes de sauge + 3 gouttes de lavandin + 3 gouttes de romarin mélangées à 1 cuillérée à soupe d'huile d'amandes douces ou d'huile de noyau d'abricot).

Enfant

Les enfants, en dehors des périodes d'examens, sont rarement sujets à ce type de fatigue.

Gentian

Gentiane

Gentiana amarella

Identification botanique

C'est une jolie fleur violette à tige quadrangulaire qui mesure environ 1 mètre de haut et vit en moyenne altitude, entre 500 et 1000 mètres. Elle est plus fréquente en Grande-Bretagne qu'en France, où l'on s'intéresse plutôt à la gentiane jaune ou à la gentiane des champs. Les feuilles sont opposées, lancéolées, d'un beau vert sombre et, de leurs aisselles, sortent des grappes de fleurs en épis serrés.

Fleurs

La plante fleurit de la fin du printemps jusqu'à octobre. Les fleurs sont soit nombreuses, groupées au départ des feuilles ou au sommet des tiges. Le bouton ressemble à un doigt fendu quatre fois à son extrémité. Le long tube de chaque corolle se découpe en cinq lobes, apparentés à des pétales, formant une jolie étoile.

Il faut remarquer que Bach a choisi la gentiane violette plutôt que la gentiane jaune. La couleur a donc une grande importance dans le choix du remède. Le violet est sombre, assez vif quand la fleur est éclose mais terne, presque funéraire quand elle est encore en bouton. L'ensemble de la plante, disposé comme une pyramide de fleurs plus ou moins ouverte, donne une impression à la fois de force et de tristesse.

Phytothérapie

Sa cousine, la belle gentiane jaune (*Gentiana lutea*), est une plante médicinale de première importance, très utilisée en liquoristerie pour ses principes amers. Toutes les gentianacées (comme la petite centaurée qui donne le remède «Centaury», comme la gentiane japonaise ou comme la gentiane *amarella* du remède «Gentian») possèdent de la gentiopicrocide, drogue excitante, apéritive, tonique de la motilité gastrique.

Les gentianes favorisent aussi les fonctions de la bile et du foie. Des recherches très récentes viennent aussi de démontrer que la gentiane possède des composants comparables (xanthones) à ceux du millepertuis et donc, comme ce dernier, d'intéressantes vertus antidépressives. Mais attention aux risques de toxicité à trop forte dose (vomissements). Il est donc préférable de prendre la gentiane sous forme de gélules.

Sensations, sentiments

L'incertitude

Vous avez tendance à baisser les bras même si tout va bien ou si la réussite est en vue. C'est comme si, de façon incontrôlée, vous perdiez confiance en l'avenir et en vous. Alors vous reculez devant l'effort. Le moindre obstacle provoque le doute et vous démoralise.

Autres signes possibles

Hyperémotif vous réagissez avec appréhension à des détails (sonnerie du téléphone, retard dans une rentrée d'argent...). Vous essayez de déchiffrer sur les visages les mauvaises nouvelles possibles. Mais, plus que du réel découragement ou de la peur, c'est une sorte de lassitude associée à un doute permanent. Vous passez par une période de pessimisme et c'est votre façon pessimiste de voir les choses qui finit par les rendre négatives.

Cet état concerne souvent les malades qui veulent guérir rapidement, sans attendre, et ne supportent pas la moindre rechute ou nouveau symptôme.

Dans les cas les plus aigus, la personne peut se réfugier dans des souvenirs, des pensées tristes et se refermer sur elle-même, incapable de prendre la moindre décision. Si elle ne se soigne pas, elle peut tomber dans la déprime (et devrait alors plutôt prendre le remède «Gorse») ou même la dépression profonde (auquel correspondrait mieux le remède «Sweet Chestnut»).

Guérison

Vos doutes s'estompent. Vous retrouverez le sens de la mesure qui vous redonnera suffisamment d'optimisme et de persévérance pour reprendre les choses en main.

Enfant

Face à l'échec scolaire, l'enfant se décourage. Il souffre peut-être d'une incompréhension de la part de ses parents ou de ses frères et sœurs ; il baisse les bras, résigné. Une atmosphère tendue autour de lui peut provoquer cet état. Il faut lui expliquer les tensions plutôt qu'essayer de les lui cacher. Le remède Gentian aura d'autant plus d'efficacité qu'il y aura en même temps un effort visible pour rétablir une harmonie familiale.

Votre question, ma réponse

«Nous nous sommes rencontrés à l'université et nous venons de nous marier. Ma femme aurait pu continuer ses études, mais elle a abandonné. Elle dit qu'elle n'aura aucune chance de réussir ses examens car elle les rate toujours (ce qui n'est pas totalement vrai). Elle se dévalorise sans arrêt et ne trouve de réconfort qu'en me faisant des compliments parfois excessifs et gênants.»

Luc W. de Lyon.

Cette sensation d'échec permanent pourra être levée par Gentian, en association avec Larch qui lui redonnera confiance en elle-même. Si, plus qu'une sensation d'incompétence, c'est la répétition objective d'erreurs par le renouvellement de choix identiques qui la conduit à l'échec, elle entre en plein dans la typologie Chestnut bud.

Gorse
Ajonc commun
Ulex Europaeus

Identification botanique

L'ajonc est un buisson épineux répandu dans les landes et les sols caillouteux. Il mesure jusqu'à plus de 2 mètres de hauteur. Ses fleurs jaunes éclosent surtout à partir de février, mais on peut voir des ajoncs fleuris toute l'année.

Fleurs

Les fleurs ressemblent à celles du pois ou du genêt. Elles poussent à partir des aisselles de tiges épineuses. Leur corolle est pourvue de dix étamines et de quatre pétales : le plus important est placé au-dessus, encadré par deux pétales latéraux, légèrement duveteux. L'ajonc était considéré comme une plante magique, très bénéfique, protégeant des esprit maléfiques. Peut-être à cause de sa couleur, l'ajonc est aussi réputé attirer l'or.

Phytothérapie

L'ajonc n'est pas utilisé en phytothérapie, pourtant il contient des alcaloïdes qui agissent sur les systèmes nerveux, hépatique et cardiaque. A forte dose, il peut être toxique et, en l'absence d'études sur ses propriétés médicinales, il est préférable de ne pas en faire usage, même si, dans certaines campagnes, on conserve les boutons floraux dans du vinaigre pour les consommer comme des câpres. L'ajonc, avec ses fleurs jaunes, ressemble au genêt qui, lui, est dépourvu d'épines. Le genêt est également toxique.

Sensations, sentiments

L'incertitude

Vous touchez le fond du désespoir et vous pensez que personne ne peut plus rien pour vous. Si vous acceptez de vous «bouger» ou de vous «soigner», c'est plus pour faire plaisir que par conviction.

Autres symptômes possibles

Pour votre travail, votre situation familiale ou votre santé, la situation ne peut pas être pire et d'ailleurs les «experts» (supérieurs, avocats, médecins ou tout autre «conseiller»...) ne se cachent pas pour le dire. Vous souffrez avec résignation. Vous pouvez vous dire que le sort s'acharne sur vous ou bien que c'est héréditaire. Vous avez une façon négative d'aborder la vie en général et la vôtre en particulier. Bien entendu, ce sombre désespoir agit sur votre humeur qui peut osciller de la bouderie à l'agressivité. Vous vous réfugiez dans l'isolement et le silence. Il peut vous arriver de parler de vos ennuis ou de votre crise de désespoir et vos monologues monotones ennuient vos proches. Parfois, un minuscule espoir vous empêche de vous laisser aller à l'abandon total.

Guérison

Gorse est particulièrement efficace quand le désespoir ou la déprime sont bien établis, presque chroniques. Peu à peu, ce remède transforme votre pessimisme en un optimisme qui vous aidera à vaincre les difficultés. Vous serez moins influencé par votre humeur et vous aurez enfin la certitude que c'est un mauvais cap à passer. Ce remède ne vous guérira pas à lui tout seul, mais vous amènera à comprendre que vous pouvez être guéri et à choisir, dans un deuxième temps, l'élixir qui vous sortira définitivement d'affaire.

Enfant

Les enfants sont rarement atteints par ce type de désespoir sauf s'ils ont du mal à se sortir d'une longue maladie ou bien si les déchirements entre les parents les amènent à voir l'avenir en noir.

Heather

Bruyère

Calluna vulgaris

Identification botanique

On l'appelle brande, péterolle, bucane, brégotte, pétrelle, craquelin, bronde ou encore brèle. Elle fait partie des éricacées. Les feuilles persistantes se mettent en rang par quatre, serrées sur les rameaux. C'est un petit arbrisseau qui tend ses multiples branches dans tous les sens. L'une des particularités de la bruyère est d'être calcifuge : elle fuit le calcaire.

Fleurs

Ses fleurs, mauves ou roses, éclosent de juillet à novembre, tapissant de leurs teintes pastels les landes grises en automne. Chaque fleur est formée d'une corolle découpée en quatre lobes, de huit étamines et d'un long pistil du calice formé de quatre sépales de la même couleur que la corolle. Au-dessous, on trouve quatre petites bractées triangulaires bordées de poils souples et une courte tige florale.

Phytothérapie

Survivant là où les autres plantes ont renoncé, la bruyère qui enfonce ses racines entre les cailloux et supporte les vents de tempête, pompe littéralement le sol pour s'enrichir de constituants aux propriétés thérapeutiques remarquables. La bruyère contient un arbutoside, puissant antiseptique des voies urinaires, potentialisé et stabilisé par des tanins. D'autres composants (acide citrique, carotène, gommes...) en font aussi une plante dépurative, diurétique, anti-inflammatoire et astringente. La bruyère, considérée comme l'un des meilleurs remèdes contre tous les problèmes urinaires, est aussi efficace pour les rhumatismes. Accessoirement, la fleur de bruyère est un tonifiant musculaire, d'où l'intérêt d'en prendre avant un effort important.

En interne, on la prend sous forme de décoction de 60 g de sommités fleuries dans 1 litre d'eau à boire dans la journée pendant un mois. En externe, pour les rhumatismes, les courbatures, les rougeurs cutanées et les dartres, on utilise soit une décoction concentrée que l'on ajoute à l'eau du bain soit l'huile de bruyère en massages, le soir : glissez 60 g de fleurs (si possible fraîches) dans 1/4 de litre d'huile d'olive première pression à froid. Laissez macérer 15 jours en remuant régulièrement.

Sensations, sentiments

La solitude

Vous parlez de vous et de vos affaires à n'importe qui. Si vous devez rester seul, vous vous sentez malheureux, perdu. Vous souffrez d'un complexe un peu enfantin qui est de vouloir rester un centre d'intérêt permanent pour les autres.

Autres symptômes possibles

Vous vous plaisez à parler et aussi à vous plaindre. Vous ramenez la conversation à votre sujet. Vous êtes avide de reconnaissance et d'affection. Cela vous rend peu disponible aux problèmes des autres qui semblent vous fuir. Quand vous sentez que l'attention de votre auditoire vous échappe, vous vous accrochez en exagérant, ou bien sur le ton de la confidence, au bras de quelqu'un pour continuer votre flot de paroles. Certaines personnes peuvent vous considérer comme égoïste. Vous êtes obnubilé par les petits tracas quotidiens. Ce type de comportement survient parfois quand on est déboussolé par un événement grave ou très déstabilisant, affectivement : deuil, divorce, succession difficile...

Guérison

Heather vous aidera à écouter les autres. Vous contrôlerez mieux votre envie exagérée de vous confier. Vous reprendrez confiance en vous.

Enfant

Etape courante à plusieurs reprises dans le développement de l'enfant. Inutile de s'inquiéter. Si la mythomanie, l'exagération, l'égocentrisme et les pleurnicheries durent un peu trop, aidez-le à prendre conscience de son ridicule en lui donnant Heather pendant un mois ou deux.

Votre question, ma réponse

«Peut-il y avoir une réaction brutale avec les élixirs floraux ?»

Danielle E. de Dijon.

Généralement les modifications d'humeur se font assez rapidement et en douceur. Toutefois, il peut arriver qu'une réaction désagréable se fasse sentir dans les 3 jours. C'est très rare et ce n'est jamais inquiétant. Il faut savoir qu'un organisme (surtout fragile) peut réagir fortement à certains traitements naturels (c'est là une preuve de leur action). Si cette réaction devient insupportable, il faut, bien entendu, suspendre la cure. En cas de doute, n'hésitez pas à consulter un médecin, homéopathe de préférence.

Holly

Houx

Ilex aquifolium

Identification botanique

C'est un petit arbre aux feuilles persistantes, brillantes, sombres, épineuses. Ses branches très ramifiées partent d'un tronc lisse, gris argenté. Le houx se plaît à l'ombre, dans les forêts, les fourrés, les haies. Le houx fait partie des symboles de Noël, de la Nouvelle Année et de l'amour éternel. Il représente aussi la prévoyance (car ses feuilles piquantes protègent les oiseaux qui y font un nid parmi les branches), la force (c'est une plante solide dotée d'une grande longévité), l'éternité (en raison de son aspect toujours vert) et l'agressivité (les piquants de ses feuilles blessent la main qui les cueille). Dans le langage amoureux, offrir du houx signifie : «Vous me résistez.» Si la plante est considérée comme sacrée et protectrice chez les Anglo-Saxons, elle est regardée comme néfaste chez les Latins : comme quoi la symbolique magique d'une plante n'est pas la même selon les climats et les régions !

Fleurs

Les fleurs sont petites et blanches, parfois teintées de rouge. Elles apparaissent de fin avril à début juillet. Les fleurs mâles et femelles sont légèrement différentes, et sont portées par des arbres en général différents même s'il existe des pieds bisexués. Elles comportent quatre pétales et poussent à l'aisselle des feuilles. Les baies rouges se récoltent en hiver.

Phytothérapie

Ses constituants, dont l'ilicine et l'ilixanthine, font du houx une plante aux propriétés diurétiques, laxatives, antirhumatismales et fébrifuges. Pour lutter contre la fièvre, on donnait, autrefois, au malade du vin de houx en faisant macérer des feuilles dans du vin blanc. Les décoctions de feuilles ou d'écorce soulagent les rhumatismes et rétablissent le transit intestinal. Attention à ne pas en abuser, car le houx provoque des vomissements à forte dose. Ne jamais manger de baies qui sont toxiques.

Sensations, sentiments

Vous ne pouvez lutter contre des bouffées de jalousie, des désirs de vengeance. Vous êtes soupçonneux. Et vous cherchez à laver tout affront supposé par des tortures morales que vous n'infligerez peut-être pas mais sur lesquelles vous laisserez votre imagination divaguer. Ces conflits qui semblent vous opposer à tout le monde sont dus à une souffrance profonde, invisible, incompréhensible.

Autres signes possibles

L'envie, la colère, la haine, la méfiance, la jalousie sont des sentiments que vous détestez mais dans lesquels vous semblez vous complaire. Avec vos proches, et même vos enfants, vous pouvez être possessif ou tyrannique et vous laisser emporter par la colère pour des détails. Cet état d'esprit existe en chacun de nous à un moment ou à un autre, mais il est parfois chronique chez les personnes qui ont vécu un traumatisme dans leur enfance : abandon d'un des parents, abus moral ou physique, événement qui a empêché la poursuite des études, etc...

Guérison

Holly vous aidera à limiter votre agressivité, votre ressentiment et à en chercher les origines au fond de vous. Si vous souffrez trop et trop longtemps de cette sorte de venin que vous ne pouvez vous empêcher de cracher, il serait utile de consulter un psychothérapeute ou un hypnotiseur. S'il s'agit de phases, de pulsions, il suffit peut-être de vous isoler dans la nature et d'alterner les moments où vous crierez tout votre saoul et ceux où vous méditerez. Apprenant à vous estimer, sans vous surestimer, vous vous réjouirez du bonheur des autres, vous ne mettrez plus votre propre situation en avant et vous apprécierez toutes choses avec plus de calme, plus de distance.

Enfant

Holly est un remède à utiliser fréquemment, seul ou en association avec Beech ou Cherry Plum. Il règlera les jalousies, les sentiments d'injustice et les besoins naturels de vengeance.

Votre question, ma réponse

«Quand je suis jalouse, que je sens cette terrible sensation m'envahir (il suffit que mon mari rentre un peu tard ou qu'il regarde une fille dans la rue), je prends quelques gouttes de Holly. Pour ceux et celle qui souffrent d'une jalousie irrépressible, 2 à 3 gouttes d'Holly sur la langue, dès la montée des bouffées de jalousie font un miracle. Holly peut aussi être pris en traitement de fond.»

Armelle C. de Nancy.

Effectivement, les Fleurs du Dr Bach – que l'on trouve sous différentes marques en magasins de produits naturels, en pharmacie ou par correspondance – sont très efficaces pour rééquilibrer les problèmes émotionnels. Mais l'élixir floral Holly, même s'il peut aider à y voir plus clair, ne peut se substituer à une réflexion personnelle.

Honeysuckle
Chèvrefeuille
Lonicera caprifolium

Identification botanique

Cette belle plante grimpante qui pousse à l'état sauvage ou cultivée dans les haies et en bordure des bois, un peu partout en Europe est originaire du Caucase. Il existe plusieurs sortes de chèvrefeuille qui se distinguent surtout par leur couleur. Bach a choisi le Lonicera caprifolium (plus rare que les autres) aux feuilles ovales, caduques, aux fleurs rougeâtres à l'extérieur (et non jaunes ou orange comme pour la plupart des variétés), blanches à l'intérieur qui devient jaune à la pollinisation.

Fleurs

De juin à août, la corolle s'ouvre en cinq lobes qui se subdivisent à leur tour. En sortent cinq longues étamines et un pistil vert clair. La face externe des pétales est rose foncé, la face interne blanche.

Phytothérapie

Les principaux composants du chèvrefeuille sont une huile essentielle (très utilisée en parfumerie), des tanins et de l'acide salicylique. Des études ont prouvé que les extraits de chèvrefeuille sont des antibiotiques puissants, capables de lutter contre le colibacille et le staphylocoque. Les différentes parties du chèvrefeuille possèdent des propriétés distinctes. La fleur soigne l'asthme et les problèmes pulmonaires. Les feuilles, en décoction, guérissent les aphtes et les angines par gargarismes. L'écorce est utilisée pour soulager les rhumatismes et les troubles hépatiques. En Asie, le chèvrefeuille est prescrit pour faire baisser la fièvre. Le Dr Jean Valnet écrit : «Il semble que cette fleur mériterait des études plus poussées.»

Sensations, sentiments

L'indifférence

Vous vous réfugiez dans le passé, dans le souvenir d'un être cher perdu, dans le regret des ambitions non réalisées. Vous n'avez plus l'espoir de retrouver de moments semblables à ceux que vous avez connus.

Autres signes possibles

Vous êtes triste ou mélancolique, incapable de plaisanter. Vous semblez indifférent à ce qui vous entoure, au présent. Vous gardez la nostalgie d'un passé vécu ou imaginé, glorifié. Cela vous donne une certaine mollesse et, pour mener votre vie sans heurts, vous vous attachez à des habitudes, des rites, des manies. Contrairement au type «Clematis», qui espère, vous n'attendez rien du futur. Et contrairement au type «Walnut», vous refusez de rompre avec le passé. Il y a une sorte de séparation nette entre votre organisme qui s'adapte à la vie de tous les jours et vos pensées qui se complaisent dans les souvenirs.

Guérison

Honeysuckle est conseillé en cas de deuil récent ou ancien ainsi qu'aux personnes qui changent d'environnement (déménagement, travail...) et ne s'habituent pas à leurs nouvelles conditions de vie. Honeysuckle est également recommandé à ceux qui ont peur de vieillir. Le remède transformera les aspects négatifs de la nostalgie en encouragement pour le présent et le futur.

Enfant

Utile quand l'enfant doit quitter un quartier, une ville, lorsqu'il s'inquiète pour un changement d'école, ou avant un départ, seul, en vacances... Il est efficace aussi quand un enfant a du mal à se consoler de la perte d'un animal familier.

Hornbeam

Charme

Carpinus betulus

Identification botanique

Le charme est un arbre à feuilles caduques qui atteint 25 mètres de haut. Son écorce est lisse, grise et légèrement crevassée. Les extrémités des branches sont pleureuses. Les feuilles ovales et pointues sont un petit peu échancrées en forme de cœur au niveau du pétiole. Elles sont alternées et portent chacune une dizaine de paires de nervures parallèles.

Fleurs

En avril, les fleurs mâles et femelles se développent sur le même arbre en grappes de couleur vert-brun. Les fleurs mâles, formées dans les aisselles des feuilles de l'année précédente, sont de longs chatons aux écailles arrondies. Les fleurs femelles, au bout de petits rameaux, se développent, droites jusqu'à la formation du fruit. C'est ce fruit, très particulier, qui a sans doute donné son nom anglais à l'arbre : *hornbeam* signifie «faisceau de cornes». En effet, le chaton fructifère, d'environ 4 à 5 cm, est formé de trois lobes, celui du centre étant plus long que les deux latéraux.

Phytothérapie

Il y a peu de tradition phytothérapique pour le charme, tout simplement parce qu'il entre directement en concurrence avec d'autres arbres qui vivent dans les mêmes régions et qui possèdent des propriétés plus éclatantes : aulne, chêne, hêtre, châtaignier... Toutefois, on peut utiliser les décoctions de charme qui sont astringentes et antibiotiques en interne pour les infections mineures (ORL par exemple) ou en externe pour les blessures ou les varices. Le charme mériterait sans doute des études plus poussées.

Sensations, sentiments

L'incertitude

Vous êtes pris de lassitude. Vous ne vous sentez pas capable d'affronter les événements. Pourtant vous continuez, malgré tout, malgré les obstacles qui semblent s'accumuler avec le sentiment du devoir à accomplir. Vous recherchez une aide (personne, remède, conseil...) pour vous aider à continuer et à surmonter les difficultés.

Autres signes possibles

Vous souffrez soit de la «fatigue du samedi», qui assaille d'un coup les personnes chargées de lourdes responsabilités durant la semaine et qui se retrouvent désarmées face au repos du week-end, soit à la «fatigue du lundi» qui assaille ceux qui accomplissent leur tâche régulièrement, comme un rouage. Quelle que soit la raison, vous vous trouvez face à une interrogation sur le sens de votre vie, qui vous laisse désemparé. En fait, votre fatigue est autant mentale que physique : la pensée de ce qui vous attend ou de ce que vous devez faire vous atteint plus que l'action proprement dite. Car, quand «vous êtes dans le bain», vous oubliez votre lassitude. Si vous êtes malade, vous imaginez tout ce qu'il faudra faire une fois guéri... et cela vous déprime. Vous hésitez à reprendre le travail. Vous craignez la routine quotidienne et pourtant, elle est la voie qui vous rassure. Ce manque d'énergie, s'il est cultivé, peut vous entraîner vers une manie de la persécution, un complexe d'infériorité, une indécision chronique...

Guérison

Avec Hornbeam, vous faites peu à peu face aux difficultés, vous reprenez goût à la vie. Votre esprit retrouve sa clairvoyance. Vous redevenez actif.

Enfant

Cet état de lassitude se retrouve souvent chez les élèves français victimes de rythmes scolaires aberrants. En début de trimestre, ils sont exténués devant la somme des connaissances à assimiler. En fin de trimestre, c'est tout simplement le «ras-le-bol» d'horaires à rallonges, de devoirs qui s'accumulent et d'emplois du temps absurdes. Mais d'autres émotions ou sensations plus fortes cachent cet aspect «Hornbeam» qui sera donc pris, selon les cas, en association avec Pine ou Holly ou Rock Rose, ou bien encore Chicory.

Votre question, ma réponse

«Les Fleurs de Bach, ça ne marche pas pour tout le monde. Ma sœur a perdu 12 kg en 6 mois grâce à Hornbeam. J'ai voulu essayer, sans succès.»

Laura P. de Perpignan.

Votre sœur a trouvé le remède qui lui convient. En prenant Hornbeam, elle a pu trouver l'aide suffisante pour éliminer tous les blocages psychologiques – sensations de frustration, fringales, etc. – qui l'amenaient à manger n'importe quoi n'importe comment. Mais Hornbeam n'a fait qu'accompagner une auto-analyse, des résolutions nutritionnelles et un programme diététique adapté. Dans votre cas, une autre fleur de Bach pourra certainement vous aider à des résultats comparables. À vous de chercher !

Impatiens

Impatience (Balsamine géante)

Impatiens glandulifera

Identification botanique

La balsamine ne passe pas inaperçue : elle mesure jusqu'à 2 mètres de haut. C'est une plante importée des Indes orientales, bien plus fréquente en Angleterre qu'en France. Cultivée dans les jardins, elle s'est si bien adaptée que ses graines se sont disséminées un peu partout, se multipliant rapidement, supplantant parfois les plantes locales. Elle pousse près des cours d'eau et retient les berges. Ses tiges sont nervurées et creuses, presque translucides et portent des feuilles lisses, alternées, aux bords à dents pointues avec deux grosses glandes à la base du pétiole. Les feuilles situées près des fleurs sont plus lancéolées et plus pointues. L'impatience, très florifère, s'adapte facilement dans les jardins car, si elle est exigeante en eau, elle se porte très bien à l'ombre ou à la mi-ombre.

Fleurs

De juillet à septembre, les fleurs éclosent, roses, mauves ou même pourpres, et ressemblent un peu à la gueule de loup ou au pois de senteur. Elles semblent flotter sur de minces pédoncules. Seules les fleurs mauve pâle sont utilisées pour le remède. Leur odeur est intense et assez peu agréable. Regroupées parmi les feuilles les plus hautes, elles présentent trois sépales. Le sépale pétaloïde inférieur présente un petit éperon incurvé. La corolle est formée de trois pétales de forme irrégulière. Les fleurs sont pollinisées par les bourdons. A maturation, les graines s'échappent d'un coup du fruit en forme de fuseau, bondissant jusqu'à 6 mètres, comme impatientes d'aller germer.

Phytothérapie

Il n'y a pas d'utilisation de cette plante en médecine populaire ou traditionnelle.

Sensations, sentiments

La solitude

Vous pensez et agissez rapidement et vous supportez difficilement l'hésitation, les contretemps. Vous bouillez intérieurement à côté de collaborateurs ou de proches qui sont plus lents que vous ou semblent «perdre leur temps». Vous avez du mal à déléguer ou à travailler en groupe car vous voulez avancer et réfléchir seul, tout faire à votre rythme. Vous pensez que vous avez souvent plus vite fait à faire vous-même qu'à expliquer.

Autres signes possibles

Vous êtes rapide et vous avez très souvent raison mais cette vivacité d'esprit vous rend aussi intolérant et parfois sans nuance. Vous comprenez bien les règles du jeu social, mais vous pouvez avoir un peu de mal à entrer dans les finesses psychologiques. Vous acceptez mal les faiblesses des autres. Votre perfectionnisme et votre réussite vous rendent orgueilleux, mais aussi faussement modeste... toujours par souci d'efficacité. Vous recherchez les conseils, les idées neuves que vous pouvez reprendre à votre profit, sans même avoir conscience d'en déposséder celui qui en a seul l'initiative. L'idée est bonne, elle est efficace, donc elle doit être appliquée : ce sont les seules choses qui comptent réellement. Vous pouvez aussi avoir tendance à en faire un peu trop et donc, après avoir fatigué les autres, vous épuiser vous-même. Alors, vous sentant moins performant, vous devenez nerveux, agressif et vous harcelez plus encore ceux qui vous entourent.

Guérison

Vous retrouverez le calme, la patience, la tolérance. Vous écouterez plus facilement les autres, les laissant faire et ne vous irritant pas de leurs maladresses. Pour potentialiser les effets du remède, pratiquez la relaxation et apprenez à respirer lentement, profondément. Mangez en mastiquant et à heures régulières.

Le soir, faites-vous masser avec des huiles essentielles de

lavandin ou de ylang-ylang (2 gouttes de l'une ou l'autre dans 1 cuillérée d'huile d'amande douce).

Impatiens fait partie du remède «Rescue» pour son effet calmant. On l'utilise aussi en cas de grande nervosité à la suite d'un choc physique ou émotionnel.

Enfant

Il est rapide, trop rapide : il croit tout savoir et, quand on le contredit ou qu'il se trompe, il s'énerve, pique des colères. Il se chamaille facilement. Son emportement et son impatience peuvent l'amener à bégayer.

Larch
Mélèze
Larix decidua

Identification botanique
Le mélèze est un «sapin» qui perd ses épines. C'est le seul conifère à feuilles caduques. Cette particularité d'une apparence stable, permanente, qui est en fait cyclique, n'a certainement pas échappé à Bach. Le mélèze grimpe jusqu'à 40 mètres de hauteur et se plaît en moyenne montagne, jusqu'à 2 400 mètres d'altitude. De son tronc droit, à l'écorce brune et crevassée, partent des branches longues, recourbées vers le haut à leur extrémité.

Fleurs
D'avril à juin, les chatons mâles et femelles, poussant sur le même arbre, éclosent, respectivement de couleur jaune d'or et rouge vif. Les fleurs apparaissent juste après les feuilles, quand celles-ci ne sont que des petites touffes vert vif.

Phytothérapie
En médecine populaire, on utilise principalement les jeunes aiguilles ou la résine sous forme d'huile essentielle, de décoctions, de baumes, de bains ou de fumigations. Les principales indications sont les problèmes respiratoires et les affections ORL, les rhumatismes, les infections cutanées et la circulation sanguine. Attention à l'utilisation de l'huile essentielle de mélèze ou à la résine pure qui peuvent entraîner des irritations sévères de la peau ou des muqueuses.

Sensations, sentiments
Le découragement

Vous n'avez pas confiance en vous-même. Vous vous pensez moins capables que les autres et vous vous mettez en retrait par crainte de l'échec. Vous prenez peu de risques et vous hésitez devant l'effort puisque cela ne servirait à rien.

Autres signes possibles

Vous souffrez d'un complexe d'infériorité sans doute lié à la crainte du ridicule ou de vous montrer sous un jour défavorable. Vous préférez passer pour ce que vous n'êtes pas réellement, c'est-à-dire quelqu'un de paresseux, de superficiel ou incapable de la moindre initiative. Vous êtes aussi peut-être maladroit, timide, maniéré parfois, vous réfugiant dans un formalisme quasi cérémonieux, même si c'est fait avec humour. «Larch» est proche du type «Pine» (voir plus loin) dont il se distingue par son attitude : «Larch» choisit l'inactivité plutôt que le risque alors que «Pine» évite le risque en se lançant dans une autre activité qui réclame moins d'initiative.

Guérison

Vous vous lancerez plus facilement et vous n'aurez plus de retenue pour donner le meilleur de vous-même. Vous réaliserez mieux vos objectifs profonds et cachés. Vous supporterez plus facilement l'échec occasionnel, le considérant comme une étape à la réussite. Vous vous accepterez mieux et vous retrouverez, avec la confiance en vous-même, la notion de persévérance.

Enfant

Attitude fréquente chez les enfants qui se sous-estiment, pensant qu'ils sont incapables d'y arriver. Ne multipliez pas les activités extra-scolaires, ce serait multiplier les craintes d'échec. Rassurez-le. Peut-être un sport de combat (judo, karaté...), par des règles précises et un apprentissage du contrôle de soi, pourra-t-il l'aider à surmonter son manque de confiance en lui.

Mimulus

Muscade (Mimule ponctuée)

Mimulus luteus

Identification botanique

Cette herbacée, de la famille des scrophulariacées, haute de 10 cm, rampe sur environ 30 cm. Elle affectionne les zones humides, les bords de rivières. Ses feuilles sont arrondies, opposées et dentelées, avec plusieurs nervures sur toute sa longueur. C'est une plante originaire d'Amérique du Nord qui s'est très bien adaptée à l'Europe. On la retrouve donc dans les jardins et les parcs, notamment pour retenir les rives ou pour fleurir des espaces marécageux.

Fleurs

En juillet, de couleur jaune, la corolle s'ouvre en cinq grands lobes étalés dont la lèvre inférieure est ponctuée de pourpre. Quatre étamines entourent le pistil.

Phytothérapie

Comme pour la plupart des plantes aquatiques, il existe peu d'indications phytothérapiques connues, d'autant qu'il y a de grands risques de parasitoses. Ne jamais consommer de plante récoltée à proximité d'une rivière ou d'un étang : ainsi, le cresson que vous consommez doit obligatoirement avoir été cultivé dans des cressonnières agréées et contrôlées officiellement. Pour les élixirs floraux, il n'y a aucun risque puisque l'alcool tue les parasites.

Sensations, sentiments

La peur

Vous pouvez identifier vos peurs. Il s'agit de la peur d'une maladie, de la douleur, d'un accident, de la pauvreté, du noir, de la solitude, de la mort, de l'humidité, du froid, des animaux, de parler en public... Autant de peurs de la vie quotidienne. Vous ne voulez pas ennuyer les autres avec vos peurs, alors vous les supportez en silence, sans rien laisser paraître.

Autres signes possibles

Vous avez facilement le trac ou vous rougissez. Vous n'avez pas peur de tout, mais de certaines choses, toujours les mêmes. Cela peut être une peur bénigne, comme d'aller chez le dentiste, ou une angoisse permanente, comme la peur d'une maladie ou de la mort. Ce sont aussi les phobies, comme la claustrophobie (peur d'être enfermé), l'agoraphobie (peur de la foule), la phobie sociale, la peur de l'avion ou des araignées et même la peur... de la peur. Cela vous rend forcément très émotif, mais vous arrivez souvent à vous contrôler et même à en rire. Votre peur est moins violente que celle caractérisée par Rock Rose (voir plus loin), plus violente et souvent générée par un événement (accident, incendie, agression...).

Guérison

Dans le cas d'une phobie particulière et en présence de l'objet de cette phobie, il est préférable de prendre Rescue ou Rock Rose. Par exemple, avant de prendre l'avion si vous avez peur du décollage, ou bien avant de monter dans un ascenseur. Mimulus est plus un traitement de fond qui vous permettra d'affronter vos craintes et éventuellement de les analyser. Les phobies, si elles sont handicapantes, sont facilement vaincues par la psychothérapie ou la psychanalyse car elles appartiennent à des schémas très bien définis par Freud et Lacan. Avec Mimulus, vous retrouverez votre capacité de distanciation et de réflexion. Le calme revient.

Enfant

Mimulus est l'un des remèdes les plus utilisés pour aider l'enfant à affronter les situations qu'il évite : peur injustifiée que ses parents ne l'abandonnent, peur démesurée des chiens, peur du noir, des autres enfants, de monter sur un vélo, de l'eau...

Mustard
Moutarde sauvage
Sinapis arvensis

Identification botanique

Cette plante annuelle de la famille des crucifères (comme le chou et le radis) pousse dans les champs un peu partout. Elle est sauvage ou cultivée. Dans ce dernier cas, il s'agit de moutarde noire (sinapsis nigra) en utilisation médicinale et de moutarde blanche (sinapsis alba) pour l'industrie alimentaire. Sur des tiges droites, ramifiées et poilues, les feuilles pétiolées, vues du dessus, sont disposées en croix. Elles ont la forme d'une lyre. Leurs bords sont dentelés.

Fleurs

De mai à juillet, les fleurs s'allongent à mesure de la formation des petites graines noires. La corolle est constituée de quatre pétales jaunes, munis de griffes. Les graines sont contenues dans des sortes de longues cosses dressées sous les fleurs.

Phytothérapie

La moutarde fait partie des plantes utilisées depuis toujours, aussi bien comme condiment que comme médicament. C'est dans les graines que sont concentrés les principes actifs, principalement de la sinapine, de l'acide sinapinique et de la myrosine. La moutarde possède des propriétés bien connues, purgatives et répulsives. Par voie interne, on l'utilise plutôt comme condiment fabriqué à partir de farine de moutarde broyée et aromatisée. Certains la conseillent comme purgatif, d'autres pour s'éclaircir la voix mais ces indications (comme toutes les autres par voie interne) sont déconseillées car la moutarde irrite les systèmes digestif ou urinaire. La moutarde doit plutôt sa réputation de plante médicinale en utilisation externe, dans les fameux cataplasmes «sinapisés» chers à nos arrière-grands-parents ou les bains de pieds. Pour soigner rhumatismes et problèmes circulatoires, la farine de moutarde, mélangée à de l'eau tiède (moins de 50°), est soit versée dans une bassine d'eau dans laquelle on trempera les pieds ou les mains, soit étalée, sous forme de bouillie, dans un linge de coton, sur une articulation douloureuse.

Sensations, sentiments

L'indifférence

Vous êtes enclin périodiquement à des crises de mélancolie ou de désespoir. Vous ne trouvez pas de raison à cette tristesse et à ces idées noires.

Autres signes possibles

Vous pouvez avoir des crises de larmes ou des idées sombres bien que tout autour de vous soit positif. Comme si, par moments, vous n'étiez pas satisfait de votre sort, comme pris dans un nuage obscur. Vous pouvez avoir l'impression de vous noyer. Ou bien vous êtes las, résigné, abattu durant des jours. Une certaine bonne humeur revient, sans raison. Et cette alternance de pessimisme et d'optimisme fait dire à vos proches que vous êtes cyclothymique, ce qui pourrait être le cas si ces états successifs et contradictoires devenaient excessifs, vous faisant basculer dans une psychose maniaco-dépressive. Il vous suffit sans doute de retrouver tout simplement le goût de vivre.

Guérison

Avec Mustard, les tristesses chroniques s'amenuisent, faisant place à un plus grand optimisme. Vous sourirez plus facilement, vous vous plaindrez moins longtemps, ce qui changera aussi l'attitude de votre entourage. Vous serez plus joyeux, plus heureux. Vos phases de mélancolie douce et amère se transformeront en calme serein.

Enfant

Les enfants souffrent rarement de tels maux.

Oak

Chêne commun

Quercus robur

Identification botanique

Tout le monde sait reconnaître le roi des arbres. Il mesure 30 à 40 mètres. Son tronc est brun-gris avec une écorce rugueuse, épaisse, aux profonds sillons. Ses feuilles, caduques, vert foncé, sont de forme ovale et lobée d'une manière particulièrement reconnaissable.

Fleurs

Les fleurs mâles et femelles apparaissent en avril sur le même arbre. Les chatons mâles se serrent en grappes jaunâtres retombantes. Les fleurs femelles, brunes et sphériques, sont moins nombreuses et partent de longues tiges attachées à l'aisselle des feuilles.

Phytothérapie

Les glands et les feuilles, astringents, antiseptiques et fébrifuges, sont un remède de choix pour les troubles digestifs, les angines et les affections cutanées. En tisane, bains ou gargarismes, on utilisera les décoctions de feuilles, ou le café de glands dans les cas de diarrhées, problèmes gastriques ou circulatoires, transpiration excessive, fatigue, rachitisme et faiblesse générale.

• Tisane : une poignée de feuilles par litre à laisser bouillir pendant 10 minutes. 2 à 3 tasses par jour.

• Bains (notamment pour les hémorroïdes et les dermatoses) : 3 poignées de feuilles ou 10 cuillérées de café de glands (voir plus loin) dans 2 litres d'eau à verser ensuite dans le bain.

• Gargarismes (maux de gorge) : utilisez du café de glands ou de la tisane.

• Le café de glands : ramassez des glands fraîchement chutés et non véreux. Mettez-les à sécher, retirez leur enveloppe. Passez-les au torréfacteur (ou grillez-les sur une tôle tamisée ou une poêle à châtaignes sur une flamme) : leur couleur verte passera progressivement au brun. Cette opération les rend plus digestes et moins amers. Ensuite, passez les glands au moulin à café (à main si possible) pour obtenir une poudre proche du café moulu. 1 à 2 cuillerées par tasse, à laisser infuser pendant 5 à 10 minutes.

• Attention : l'écorce du chêne et la galle (excroissances sur les feuilles) sont aussi utilisées en phytothérapie mais demandent une bonne connaissance et une bonne pratique : ne jouez pas à l'apprenti sorcier !

Sensations, sentiments

Le découragement

Vous êtes combatif. Vous vous battez aussi bien pour rester en bonne santé que pour gérer votre vie familiale et professionnelle. Les obstacles ne vous font pas peur et vous renoncez rarement. Vous acceptez difficilement la maladie ou un contretemps qui vous empêche de mener ce que vous considérez comme une «mission».

Autres signes possibles

Vous vous rendez esclave d'un devoir que vous vous fabriquez. Vous pouvez avoir du mal à vous adapter aux situations nouvelles. Malgré tout, vous les affrontez courageusement. Cette rigidité se retrouve aussi à l'égard de vous-même. Vous demandez rarement l'avis des autres. Vous évitez que l'on vous rende service et vous dissimulez votre fatigue que vous considérez comme de la «faiblesse». Vous êtes un travailleur tenace, laissant les autres derrière vous, mais l'excès de travail est un risque que vous maîtrisez mal et qui peut vous épuiser d'un seul coup aussi bien mentalement que physiquement. Vous êtes donc une proie toute trouvée pour une dépression brutale.

Guérison

Le remède vous aidera à comprendre que vous n'êtes pas Superman (ou Superwoman) et que les faiblesses sont aussi des qualités. La fragilité, la frivolité, l'amusement, les larmes, l'acceptation de la douleur font partie de la vie. Vous saurez vous détendre, devenir plus souple. Vous prendrez les choses avec plus de philosophie... et peut-être plus d'efficacité !

Enfant

L'enfant travailleur, qui «trace» son chemin, est une espèce en voie de disparition. Mais si c'était le cas pour le vôtre, peut-être faudrait-il aussi vous demander si vous ne lui mettez pas trop la pression. Le remède lui permettra d'apprendre à s'amuser, à profiter de ses loisirs et de ses moments de repos. Un enfant a aussi besoin de jouer et de se détendre.

Votre question, ma réponse

«J'aime travailler, mais je me sens fatigué en permanence. J'ai du mal à me reposer et à évacuer mon stress que je ne montre pas. Pour surmonter les moments de tension importants, je me laisse aller – mais en cachette – à boire de l'alcool.»

Gilbert C. d'Avignon.

Pour sortir du cercle infernal, prenez des vitamines C et du groupe B, car l'alcool les brûle, ce qui contribue à la sensation de manque. Côté oligo-éléments, vous avez peut-être un déficit en magnésium et potassium. Pour arriver à vous décoincer et à vous déculpabiliser, prenez Oak en alternant avec Lycopodium 7 CH, pendant au moins 10 jours.

Olive
Olivier
Olea europaea

Identification botanique

Seul l'olivier sauvage (non-cultivé, non-greffé), appelé aussi oléastre, peut être utilisé pour le remède. C'est un petit arbre aux feuilles persistantes, qui pousse sur le pourtour de la Méditerranée. On le trouve dans les remblais, les champs abandonnés, les lisières de forêt. Il s'agit souvent de rejets de souches ou de racines. Son tronc est noueux. Son écorce est gris clair. Ses feuilles sont opposées et lancéolées, argentées au-dessous et vert clair au-dessus.

Fleurs

Les petites grappes de fleurs blanches apparaissent au printemps, se développant à partir de l'aisselle des feuilles. Chaque corolle se découpe en quatre lobes et contient deux étamines.

Phytothérapie

Vous connaissez bien l'huile d'olive, délicieuse et très bénéfique pour la santé, mais saviez-vous que les feuilles d'olivier sont très utiles en cas d'hypertension ? Pendant des siècles, on a employé la feuille d'olivier comme tonique anti-fièvre, et puis, en 1938, un médecin, le Dr Mazet, a découvert qu'elle possédait une autre vertu très importante : son action hypotensive. Depuis, cette propriété a été confirmée par de nombreux spécialistes parmi lesquels le doyen Binet de la Faculté de Paris. En effet, la feuille d'olivier dilate les artères et les assouplit, d'où son efficacité pour faire baisser la tension artérielle. Elle est également bénéfique contre les œdèmes et le diabète, et fait baisser le taux d'urée sanguine. Mettez une vingtaine de feuilles d'olivier dans la valeur d'une bonne tasse d'eau chaude et faites bouillir le tout jusqu'à réduction de moitié. Filtrez et buvez chaud, sucrée au miel, matin et soir. En cas d'hypertension, il peut également être intéressant de l'associer au gui dont la feuille possède des propriétés hypotensives démontrées.

Sensations, sentiments

L'indifférence

Vous avez beaucoup souffert et vous êtes fatigué physiquement et moralement. Vous êtes tellement épuisé, et même dégoûté, que vous vous sentez incapable du moindre effort. Vous supportez la vie comme elle vient et n'en retirez aucun plaisir.

Autres signes possibles

Vous sentez que vous n'avez plus d'énergie. Vous avez envie de ne rien faire. Vous remettez tout à plus tard. Vous voulez dormir longuement, mais le sommeil, quand vous le trouvez ne vous repose jamais totalement. Même les joies simples comme celles de la gourmandise, de la sexualité, de la discussion entre amis vous semblent inintéressantes et même vaines. Cette fatigue, même si elle atteint votre moral, est davantage d'origine physique que mentale, contrairement à la fatigue «Hornbeam». La fatigue «Olive» vous laisse une amertume (comme celle de l'olive) ; elle vous semble lourde et vous met comme en dehors de la vie. Toutefois, elle vous laisse malgré tout espérer de vous en sortir puisque vous en connaissez l'origine (maladie, accouchement, surmenage physique ou intellectuel...).

Guérison

Avec Olive, vous ne vous sentirez plus fatigué. Vous retrouverez votre vitalité et votre goût de vivre. Ne négligez pas non plus les promenades en plein air et l'exercice physique doux et progressif. Recherchez la lumière du jour et le soleil.

Enfant

Le remède Olive est un fortifiant qui accélère la guérison d'un enfant malade ou convalescent.

Pine

Pin sylvestre

Pinus sylvestris

Identification botanique

Ce conifère peut dépasser 30 mètres de haut. Son tronc rouge est droit, cylindrique, à l'écorce rugueuse. C'est le seul pin qui pousse à l'état sauvage en Angleterre et en Ecosse. Ses feuilles, de couleur bleu clair la première année, deviennent vert sombre ensuite. Elles sont formées de paires d'aiguilles regroupées en touffes serrées. Les bourgeons d'hiver sont courts et trapus. Les feuilles tombent tous les deux ou trois ans et sont de couleur bleu-blanchâtre la première année, mais plus tard, elles virent au vert très foncé.

Fleurs

Le pin met environ 30 ans avant de fleurir pour la première fois. A partir de mai, les fleurs mâles et femelles apparaissent sur le même arbre. Les fleurs mâles, d'un beau jaune doré, sont couvertes de pollen. Les fleurs femelles, ou cônes, nettement pédonculées, sont rouges et de forme ovoïde.

Phytothérapie

Les parties utilisées en médecine populaire sont les pousses (que l'on récolte en avril-mai), les aiguilles et la résine. Tous ces éléments sont riches en huile essentielle qui fait que le pin est très utilisé en aromathérapie. D'autres constituants (cadinène, pumoline, acétate de bornyle, tanins, glucocides...) font que cette plante est un puissant antiseptique des systèmes respiratoire, urinaire et hépatique. C'est aussi un excellent stimulant hormonal. Il possède également d'intéressantes vertus antirhumatismales. On utilise donc le pin, surtout sous forme d'huile essentielle, de solution à verser dans le bain ou bien encore en infusion de bourgeons, pour lutter contre les rhumes, les sinusites, la grippe, les infections urinaires, les douleurs intestinales, les rhumatismes et même l'impuissance. L'huile essentielle (vendue en pharmacie) ne doit jamais être mise pure sur la langue ou la peau. Pour l'ingérer, diluez-la dans du miel. Pour les massages, diluez dans une cuillérée d'huile d'olive première pression à froid. Vous pouvez aussi assainir l'atmosphère en laissant diffuser quelques gouttes d'huile essentielle de pin dans une soucoupe placée sur un radiateur.

Sensations, sentiments

Le découragement

Vous vous faites souvent des reproches et vous avez tendance à l'autocritique. Même si vous réussissez, un excès de modestie vient gâcher un peu votre plaisir du succès et vous regrettez de ne pas avoir pu faire mieux. Vous souffrez d'insatisfaction et cela vous pousse à travailler toujours plus. Votre grande tolérance peut vous amener à endosser les erreurs des autres.

Autres signes possibles

Cette insatisfaction permanente vous conduit vers le découragement chronique. Vos sentiments permanents de culpabilité confinent parfois au masochisme. Sans forcément vous sentir incompris des autres, vous préférez la solitude, à la fois pour ne pas donner votre déprime en spectacle et pour tenter de vous retrouver, vous ressaisir. Pour avancer, ne pas vous laisser envahir par le découragement, vous vous fiez à des habitudes qui limitent les risques d'échec. Vous n'hésitez pas à mettre à l'aise quelqu'un qui a fait une maladresse en lui disant que c'est aussi de votre faute.

Votre principal défaut est sans doute une humilité excessive, au moins apparente, car si vous vous montrez si soumis, si responsable, c'est peut-être parce que vous avez peur de ne pas pouvoir prouver votre valeur. Par ce côté, vous vous rapprochez de «Larch», qui ne fait rien par peur de l'échec, mais vous vous en distinguez par un autre comportement de défense : vous évitez le risque en vous lançant dans une activité différente qui réclame moins d'initiative.

Guérison

Vous ne confondez plus regret et culpabilité ; vous acceptez les responsabilités et vous êtes capable d'un jugement équilibré sur votre valeur sans surestimer celle des autres.

Enfant

Il se laisse faire. Il supporte les plaisanteries douteuses et les vexations. Il est même le bouc émissaire de la classe. Il peut accepter de se faire punir sans raison. Il se plaint rarement. Avec Pine, il deviendra plus sûr de lui ; il se fera respecter. Ses rapports plus équilibrés avec ses camarades lui feront retrouver le sourire.

Votre question, ma réponse

«Je ne sais pas si je suis masochiste comme le prétend mon entourage, mais je me mets souvent en situation d'infériorité. Cela me joue des tours dans mon travail où j'imagine toujours que, dès qu'il y a quelque chose qui ne va pas – la photocopieuse tombe en panne, un copain arbore une mine sombre, un dossier nous est retourné car incomplet… –, c'est de ma faute !»

Jocelyn M. de Tours.

Arrêtez de vous culpabiliser. Vous êtes trop humble, trop consciencieux. Faites confiance à Pine pour échapper à votre système d'auto-destruction et reprendre confiance en vous.

Red Chestnut

Marronnier rouge

Aesculus carnea

Identification botanique

Plus petit que le marronnier blanc, le marronnier rouge peut pourtant dépasser 20 mètres de haut. Son écorce lisse devient verdâtre, crevassée et écailleuse en vieillissant. Les bourgeons sont disposés en paires opposées dans les aisselles des feuilles de l'année précédente. Les jeunes feuilles sont couvertes d'un duvet blanc et développent progressivement leurs cinq à sept folioles comme les doigts d'une main. Leur bord est découpé en dents de scie.

Fleurs

A partir de mai, les fleurs rose vif forment des «chandelles» pyramidales car les fleurs à la base comportent des pédoncules plus longs que celles au sommet. Pour chaque fleur, on compte quatre ou cinq pétales et cinq à huit étamines aux longs filaments.

Phytothérapie

Même si le marronnier rouge possède des propriétés circulatoires et anti-inflammatoires intéressantes, en médecine populaire et en préparations pharmaceutiques, on préfère le marronnier d'Inde (*Æsculus hippocastanum* utilisé pour les remèdes White Chestnut et Chestnut Bud) à la fois moins rare et plus riche en principes actifs.

Sensations, sentiments

La peur

Votre anxiété pour les autres vous pousse à vous oublier, à vous placer au second plan, oubliant vos propres souffrances. Il vous arrive même de vous inquiéter par anticipation pour ceux que vous aimez.

Autres signes possibles

Penser et s'inquiéter pour ceux que l'on aime est tout à fait naturel. Mais cela ne sert à rien de se ronger les sangs, surtout si aucun élément ne laisse présager une maladie, un accident, un malheur. Vous vous inquiétez pour vos enfants, vos parents, votre conjoint mais aussi pour votre chien ou votre chat. Vous êtes donc une maman qui surprotège ses enfants ou un papa-poule, un mari trop attentionné... Vous ne supportez pas de voir ou de savoir que des personnes sont maltraitées. En fait, vous voulez partager votre profonde émotivité avec ceux qui vous entourent... quitte à leur transmettre votre stress. Sans doute souffrez-vous d'un sentiment de culpabilité mal défini. Cette anxiété permanente «bloque» votre organisme et peut provoquer des troubles digestifs, respiratoires ou musculaires : ulcère de l'estomac, digestion difficile, flatulences, constipation, crampes, tachycardie, asthme, essoufflement rapide, surpoids... Vous êtes toujours prêt à rendre service bien que vous préfériez que cela se fasse à votre façon car vous pouvez être aussi autoritaire. Il vous arrive, plus souvent qu'à votre tour, de vous mettre en colère.

Guérison

Vous allez retrouver votre sang-froid, votre capacité de jugement. Votre affection surprotectrice deviendra moins pesante. Vous réduirez les troubles digestifs ou autres qui vous gênent. Accélérez l'effet du remède en faisant un sport doux (marche, vélo, natation...) et en pratiquant des exercices de relaxation et de respiration.

Enfant

Ces troubles surviennent chez les enfants trop tôt jetés dans l'âge adulte : ils doivent s'occuper de leurs frères et sœurs, tenir la maison, participer systématiquement aux travaux du jardin. Ils peuvent aussi survenir chez un enfant en qui les parents mettent tous leurs espoirs (après un échec avec les autres frères et sœurs par exemple). A chaque fois, l'enfant se retrouve avec des responsabilités trop lourdes pour ses épaules. Le remède ne sera efficace que si la pression psychologique sur l'enfant se relâche.

Rock Rose
Hélianthème
Helianthemum nummularium

Identification botanique

Cette plante vivace, arbustive semi-rampante, affectionne les sols calcaires et pierreux. Son nom botanique vient de *helios*, «soleil» en grec, vers lequel elle tourne ses fleurs jaunes. Son nom anglais vient de sa ressemblance avec l'églantine : une petite rose simple mais jaune comme un bouton d'or. Ses feuilles sont opposées, étroites et oblongues. Vertes au-dessus, blanches au-dessous, elles sont poilues. Il existe une vingtaine d'hélianthèmes sauvages, très semblables les unes aux autres. Les variétés cultivées sont encore plus nombreuses. Il ne faut d'ailleurs pas les utiliser pour le remède. Bien d'autres fleurs jaunes, rampantes et se tournant vers le soleil auraient pu convenir au Dr Bach mais il a choisi une hélianthème bien particulière ; cela montre la précision de ses recherches.

Fleurs

D'un jaune éclatant, elles s'épanouissent le long des rameaux. Les inflorescences inférieures s'ouvrent les premières et en général une ou deux à la fois. La floraison cesse rapidement lorsque les pédoncules floraux s'inclinent vers le sol. L'hélianthème est facilement reconnaissable à son calice composé de cinq pétales souples et fripés, ainsi que cinq sépales, trois grands et deux petits. Les nombreuses étamines entourent le pistil.

Phytothérapie

L'hélianthème fait partie de la même famille que les cistes dans laquelle on trouve le Ladanum d'Espagne ou le Ciste à gomme. Il s'agit de plantes splendides à grandes fleurs blanches, roses ou rouges. Le ciste fait partie des parfums de l'Antiquité et a longtemps été utilisé comme un médicament des systèmes nerveux et digestif.

L'hélianthème, appelée aussi herbe d'or ou hysope sauvage, est aujourd'hui injustement oublié en phytothérapie. L'abbé Fournier, l'un des plus grands spécialistes des plantes médicinales du début du XXe siècle, conseillait l'hélianthème en infusion ou décoction contre «les crachements de sang, les hémorragies utérines, les dysenteries» ainsi que contre l'asthme et les problèmes pulmonaires. En externe, l'hélianthème, sous forme de lotion préparée à base de vin, cicatrise les plaies, les ulcères et les chancres. L'abbé Fournier ajoute : «C'est en réalité un astringent léger dont les propriétés demanderaient à être plus étudiées.»

Sensations, sentiments

La peur

Vous êtes pris d'une peur aiguë, de terreur ou d'une véritable panique. Il s'agit d'un remède de première urgence à donner en cas d'accident ou de maladie, quand la situation semble incontrôlable, entraînant même une peur contagieuse pour ceux qui vous entourent.

Autres signes possibles

La terreur «Rock Rose» est violente. Cela peut être la peur folle de mourir, une angoisse extrême mais aussi un stress tellement insoutenable que vous craignez l'évanouissement. «Rock Rose» est un état de crise, contrairement à «Aspen» qui est une peur vague et à «Mimulus» qui est une peur ciblée. Le remède est inclus dans Rescue Remedy.

Guérison

Vous retrouvez rapidement le calme. Ce remède est si efficace pour retrouver ses esprits (et son courage) que vous pouvez en humecter les lèvres d'une personne qui a subi un choc psychologique si fort qu'elle en est comme tétanisée. Si les crises de panique sont fréquentes, essayez de trouver l'élixir pour un traitement de fond. Pensez à une véritable autoanalyse, voire une psychothérapie. Pratiquez une activité qui vous forcera à vous détendre et à respirer : yoga, randonnée...

Enfant

En cas de terreur nocturne ou de cauchemars occasionnels mais violents, vous pouvez mettre deux gouttes (éventuellement diluées dans une demi-cuillerée à café d'eau, pour éviter le picotement de l'alcool) sur les lèvres de l'enfant, et sans le réveiller. Il s'apaisera rapidement.

Votre question, ma réponse

«Je ne comprends pas trop l'utilité de Rock Rose qui semble doubler l'élixir d'urgence (Rescue)...»

Jean-Pierre A. de Liège.

Rock Rose fait partie de l'élixir d'urgence. Il a un champ d'action plus serré : terreurs ou instants de panique. À partir du moment où l'on a rarement les 39 flacons d'élixirs sur soi, mieux vaut effectivement faire le choix de l'élixir d'urgence si ces moments de crise sont très inhabituels. En revanche si l'un de vos enfants fait de temps à autre un cauchemar ou si vous vivez avec une personne sujette aux terreurs subites – il peut s'agir d'un malade qui angoisse à l'idée de la mort –, il préférable d'avoir le remède qui correspond exactement à l'état d'âme.

Rock Water
Eau de roche

Rock Water est la seule «Fleur» du Dr Bach qui n'en soit pas une. Il s'agit d'eau de source dynamisée. Le Dr Bach la préparait avec l'eau de la source de Sotwell transformée aujourd'hui... en mare aux canards. Désormais, le Centre Bach utilise une source au Pays de Galles. Pour préparer les remèdes, n'importe quelle eau de source est valable surtout si elle jaillit de roches, ce qui non seulement garantit sa pureté, mais aussi renforce son potentiel d'énergie. Il faut toutefois s'interdire l'eau des puits et celle des lieux de culte.

L'eau et la santé

L'eau est essentielle à la santé. Malheureusement, une eau n'est jamais neutre et même si elle est absolument pure, elle peut être «morte».

• L'eau du robinet est bactériologiquement «potable», mais en réalité elle est fortement polluée (plomb, aluminium, nitrates, benzène, atrazine...). L'eau doit être filtrée de préférence par des appareils reliés directement au robinet de l'évier et mieux encore, le système de l'osmose inverse.

• L'eau en bouteilles est meilleure que celle du robinet. Mais certains médecins s'interrogent sur l'utilité des minéraux contenus dans l'eau, qu'elle soit du réseau ou de source. Le professeur H. Schroeder explique que l'organisme n'assimile que 1 % des minéraux contenus dans l'eau. Seul le calcium de ces eaux en bouteille serait assimilable. De plus, l'excès de minéraux peut encrasser le système urinaire. En outre, chacun sait que les eaux riches en sodium sont contre-indiquées aux personnes qui souffrent de troubles cardiaques et d'hypertension.

• Les eaux, prélevées à la source, ont des vertus incontestables. Mais elles n'ont plus les mêmes propriétés après l'embouteillage ou un transport à travers les tuyaux. C'est un peu comme si l'eau, filtrée, conditionnée, transportée, perdait son activité, non seulement minéralisante mais aussi réhydratante. Sans entrer dans des détails techniques trop complexes - signalons que Albert Szent-Gyorgyi, Prix Nobel, s'est penché sur la question -, l'eau n'est réellement biodisponible que si elle est «ordonnée et structurée». Sortant de tuyaux ou de bouteilles, l'eau a perdu un certain nombre «d'informations» indispensables à l'organisme. Plusieurs systèmes (hélas assez chers) ont été mis au point par plusieurs marques pour redynamiser l'eau : ACD, Grander, Osmosys, Plocher...

• Par conséquent, si vous prenez vos gouttes d'élixirs floraux dans de l'eau, il est indispensable d'utiliser de l'eau de source en bouteille de verre et, mieux encore, de l'eau filtrée puis redynamisée.

Sensations, sentiments

L'altruisme

Vous êtes rigide. Vous vous contrôlez constamment, vous privant de joies simples, considérant que cela nuit à votre travail ou à l'éducation de vos enfants. Vous êtes dur envers vous-même. Vous faites tout pour toujours rester en forme et vous vous voulez exemplaire.

Autres signes possibles

Vous êtes formaliste et même moraliste. Vous vous soumettez à une autodiscipline rigide. Vous êtes capable d'abnégation. Certaines personnes peuvent vous décrire comme psycho-rigide, avec une absence de souplesse ou d'adaptabilité à vos proches ou à vos collègues. Vous êtes sûr de vos croyances ou de votre bon droit. En société, vous pouvez être brillant, mais vous supportez mal la contradiction. Vous êtes méticuleux. Vous faites attention à ce que vous mangez avec un goût modéré pour la viande et le fromage. Vous êtes fier de votre façon de vivre et, si vous savez vous montrer persuasif, vous évitez de critiquer les autres. Vous refoulez les plaisirs simples et charnels. Chacun d'entre nous, à un moment ou l'autre, a choisi cette apparente difficulté car il est plus simple de vivre sans nuances, sur une voie que l'on croit toute tracée.

Guérison

Le remède ne nuira pas à vos tendances idéalistes ni à votre enthousiasme. Vous ferez moins attention à l'opinion des autres à votre égard et vous serez plus attentif à leurs suggestions. Cela vous rendra plus sûr de vous et donc plus calme. Plus souple, vous vous autoriserez des écarts de régime, de conduite de vie, des petites folies qui vous rendront à la fois plus sympathique et plus heureux.

Enfant

Cette volonté de rigueur, plutôt rare chez les enfants, apparaît parfois lors de l'entrée dans l'âge adulte, si l'adolescent imite le comportement d'un de ses parents. Si vous-même, vous avez besoin de Rock Water, soyez tolérant à l'égard de vos enfants et, si vous craignez qu'ils n'entrent dans les mêmes excès que vous, donnez-leur le remède à partir de la puberté.

Votre question, ma réponse

«Pour mes gouttes de fleurs de Bach, quelle eau faut-il utiliser ? Est-elle différente de l'eau de boisson ?»

Nicolas A. de Honfleur.

L'eau pour les Fleurs de Bach doit être aussi peu minéralisée que possible. Et celle à boire dans la journée aussi. D'ailleurs certains médecins s'interrogent sur l'utilité des minéraux contenus dans l'eau, qu'elle soit du réseau ou de source. Le professeur H. Schroeder explique que l'organisme n'assimile que 1 % des minéraux contenus dans l'eau. Préférez les eaux de source ou faiblement minéralisées et pour assimiler les oligo-éléments, faites plutôt confiance aux fruits et légumes.

Scleranthus

Scléranthe (Gnavelle annuelle ou alène)

Scleranthus annuus

Identification botanique

C'est une petite plante annuelle et vivace d'environ 20 cm. Ses tiges, très rameuses et enchevêtrées, comportent deux rangées de poils courts en haut. Les feuilles sont simples et opposées. Elle est insignifiante, s'installant discrètement dans les champs de céréales au printemps et en automne. Elle préfère les terres sablonneuses. On en trouve partout en Europe, en Amérique du Nord, en Asie...

Fleurs

Ses minuscules fleurs sont vertes, groupées. Elles apparaissent de juillet à septembre. Elles n'ont pas de pétales et les cinq sépales sont soudés en étoile. Le fruit est un akène contenant une seule graine et qui s'accroche aux poils des animaux pour être disséminée.

Phytothérapie

Il n'existe aucune mention de cette plante dans la littérature médicale. Pourtant, elle fait partie de la famille des caryophyllacées, plantes qui ont la particularité de contenir de l'eugénol, le principe actif du clou de girofle. A l'époque des croisades et des épidémies de peste, la demande en essence de girofle augmenta considérablement et les prix suivirent. C'est alors qu'on s'aperçut que l'œillet giroflé (*Dianthus caryophyllus*) contenait une substance à l'odeur comparable. Et en effet, bien plus tard, après analyse chimique, on constata que toutes les plantes de la famille des caryophyllées contiennent de l'eugénol puissamment bactéricide, fongicide et analgésique.

Sensations, sentiments

L'incertitude

Vous hésitez souvent entre deux choix et vous en souffrez. Vous êtes une personne plutôt tranquille et réservée et vous gardez vos incertitudes pour vous-même. Votre hésitation perpétuelle vous fait passer pour quelqu'un d'incohérent ou d'inconsistant. Vous demandez rarement conseil pour vous sortir d'embarras.

Autres signes possibles

Vous êtes d'humeur changeante. Votre incapacité à prendre une décision ou à vous lancer dans une activité vous pousse vers l'oisiveté, la rêverie. Quand vous avez finalement pris votre décision, vous changez d'avis, ce qui vous rend peu fiable. Vous doutez de vous et des autres et vous ne pouvez vous rassurer que par un comportement conformiste auquel vous ne croyez pas forcément. Votre peur de mal choisir, mal faire, vous rend timide, mais aussi vous empêche d'aider les autres. Vous pourriez refuser de parler si vous avez été témoin d'un accident ou d'une agression. Cette passivité, même si c'est nécessaire, peut être prise pour de la lâcheté. Quand vous êtes malade, vous avez du mal à vous expliquer au médecin, vous avez l'impression que vos symptômes se déplacent.

Guérison

Votre temps de réaction aux événement diminuera. Vous retrouverez votre capacité à prendre rapidement une décision. Vous vous sentirez moins angoissé, plus calme et plus équilibré dans vos rapports avec les autres. Le remède peut être utilisé par tous contre le mal des transports.

Enfant

Il passe du rire aux larmes. Il commence un jeu et ne le finit pas. Quand il est malade, vous êtes perturbé par les symptômes contradictoires : il est tantôt tonique, tantôt amorphe, il a froid puis, dans les minutes qui suivent, il a chaud, il a mal à la tête, puis au pied... Scleranthus l'aidera à moins douter de lui-même et lui permettra d'apprendre à mieux s'estimer, mieux se connaître.

Star of Bethlehem

Ornithogale à ombelle - Dame de Onze heures)

Ornithogale Umbellatum

Identification botanique

Il existe plusieurs variétés d'ornithogale, de la même famille que les lys. Il s'agit de fleurs en étoiles blanches. L'ornithogale à ombelle balance un groupe d'une dizaine de fleurs en haut d'une tige mince. Ses feuilles, en rosace basale, sont striées de blanc. La tige, qui part du bulbe, est dépourvue de feuilles. C'est une plante à oignon qui peut atteindre 60 cm de haut. Elle pousse dans le sud de la France et dans les pays du pourtour méditerranéen. C'est une plante sauvage qui, vu sa beauté, a été vite acclimatée dans bien des jardins.

Fleurs

Au printemps, les fleurs ne s'ouvrent que s'il y a du soleil, de la fin de matinée au soir. Elles sont vertes à l'extérieur et d'un blanc laiteux à l'intérieur, d'où le nom latin de la plante qui signifie «lait d'oiseau». Les filaments des six étamines ressemblent à une aile et se terminent par une dent.

Phytothérapie

Il n'y a pas d'utilisation médicinale de l'ornithogale à ombelle. Pourtant, les phytothérapeutes pourraient se pencher sur cette cousine sauvage du lis qui possède, quant à lui, de réelles propriétés cicatrisantes et antiseptiques. Mais il faut rester prudent car, à forte dose, le lis est toxique, tout comme un autre cousin, le muguet, utilisé pour la fabrication de médicaments régulateurs du système cardio-vasculaire. Alors, en attendant que chimistes et médecins se penchent sur la jolie Dame de Onze Heures, contentez-vous seulement de l'utiliser en élixir floral.

Sensations, sentiments

Le découragement

Vous avez subi un choc physique ou affectif et rien ne peut vous consoler, vous «réparer». Vous êtes malheureux. Vous refusez tout réconfort.

Autres signes possibles

Vous avez assisté à une dispute violente. Vous avez entendu un secret traumatisant. Ou bien encore, vous supportez mal le divorce de vos parents ou le vôtre. Un deuil vous a profondément remué et vous n'arrivez pas à reprendre goût à la vie. Cela entraîne chez vous une agressivité ou une profonde mélancolie. Vous recherchez l'isolement et l'obscurité. Toutes ces situations de chocs passés correspondent à Star of Bethlehem. Si vous avez la présence d'esprit de vous soigner au moment du choc, on choisira Rescue Remedy ou bien Rock Rose. Mais si vous réagissez avec un temps de retard, comme c'est bien souvent le cas, préférez Star of Bethlehem. D'ailleurs, Star of Bethlehem est un des composants de Rescue Remedy.

Guérison

Vous réussirez véritablement à «faire le deuil» d'une situation choquante, détestable. Il faut savoir que, selon la théorie du Dr Hamer (lire chapitre 6), tout cancer ou maladie grave se déclenche lors d'un choc affectif brutal vécu dans l'isolement : découverte d'une infidélité, perte d'un enfant ou d'un parent, sentiment soudain d'être dévalorisé... Il est donc important de réagir face à un choc pour se reconstruire aussi bien au niveau psychologique que physique. Star of Bethlehem vous aidera donc à faire face à ce type de situation dramatique. Votre mental sera plus solide. Vous analyserez plus facilement ce qui vous est arrivé. Et vous surmonterez le traumatisme.

Enfant

Pour les enfants, on choisira d'abord Rescue, puisque la plupart du temps on peut agir juste après le choc. Si le choc psychique ou physique s'est passé loin de la famille (voyage scolaire, colonie de vacances, séjour chez les grands-parents) et que l'on a connaissance du choc *a posteriori*, on donnera Star of Bethlehem. Certains parents versent quelques gouttes dans l'eau des premiers bains du nouveau-né pour l'aider à surmonter le traumatisme de la naissance.

Votre question, ma réponse

«Ma tante a vécu une partie de sa vie dans la crainte d'être délaissée par son mari. Ce qu'il a fini par faire. Elle a eu un cancer du sein quelques mois plus tard. Soignée en cancérologie, elle a été guérie. Quand son fils a décidé de partir pour l'étranger, elle s'est résignée. Et elle a eu un autre cancer, sur l'autre sein. M'attendant au pire, je l'ai encouragée à se faire soigner dans le même service de cancérologie et à prendre Star of Bethlehem, trois fois par jour. Peu à peu, elle m'a raconté sa détresse. Elle est devenue plus dynamique, plus souriante. Aujourd'hui, guérie à nouveau, elle a le projet de rendre visite à son fils (mon cousin), installé à Moscou… Toute une aventure – et une nouvelle vie – pour cette vieille dame.»

Clarisse V. de Toul.

Selon plusieurs théories de plus en plus admises actuellement, tout cancer ou maladie grave se déclenche ou accélère son développement lors d'un choc affectif brutal vécu dans l'isolement : découverte d'une infidélité, perte d'un enfant ou d'un parent, sentiment soudain d'être dévalorisé...

Sweet Chestnut
Châtaigner
Castanea sativa

Identification botanique

Tout le monde connaît le châtaigner qui atteint 30 mètres s'il est solitaire. Son écorce est épaisse, brune, sillonnée, et s'enroule en spirales autour du tronc. Il a de grandes feuilles brillantes, alternées, vert foncé au-dessus, plutôt duveteuses au-dessous. Elles ont environ 13 à 23 cm de long, une forme elliptique et sont effilées en pointe à leur extrémité. Leurs bords portent une denture profonde.

Fleurs

A partir de juin, apparaissant après les feuilles, les fleurs (ou chatons) sont longues d'une douzaine de centimètres ; elles sont jaunes et diffusent une odeur douceâtre. Fleurs mâles et femelles se développent sur le même arbre. Les chatons mâles se développent à partir des aisselles foliaires et portent huit à dix étamines. Les chatons femelles, moins nombreux, se rassemblent par deux ou trois dans une sorte d'enveloppe qui, plus tard, deviendra la bogue dans laquelle se formera la châtaigne.

Phytothérapie

Appelé aussi arbre à pain, le châtaignier donne un fruit aux qualités nutritives et curatives exceptionnelles. La châtaigne a une composition proche de celle du blé. Elle est reminéralisante, antianémique. C'est un excellent tonique musculaire, nerveux et sanguin. Elle est riche en fer, zinc, cuivre, manganèse, phosphore, magnésium, sodium, calcium. Le Dr Valnet recommandait la châtaigne «aux asthéniques physiques et intellectuels, aux anémiques, aux enfants, aux vieillards, aux sujets prédisposés aux varices». L'écorce, en décoction, est réputée comme antidiarrhéique. Les feuilles, que l'on récolte au printemps quand elle sont tendres, sont séchées pour être utilisées en infusion. Elles sont idéales pour soulager les problèmes respiratoires.

Sensations, sentiments

Le découragement

Vous êtes parfois pris d'une angoisse insupportable. Il semble que votre esprit ou votre corps soit sur le point de céder, d'exploser. En dehors de ces périodes de crises douloureuses, vous avez tendance à être pessimiste et à ne voir que des ruines ou des situations dramatiques que vous ne pouvez que subir.

Autres signes possibles

Vous vivez un malaise affectif, sans doute dû à des expériences mauvaises ou déplaisantes, parfois graves, ayant imprimé en vous l'idée que l'être humain est mauvais, agressif ou bien que la situation va toujours empirer. Vous n'en parlez à personne. Et quand surviennent vos angoisses, soit vous êtes seul, soit vous avez réussi à vous isoler. A la différence de celles soignées par Mustard, ces angoisses ont une cause apparente que vous pouvez identifier. Ce n'est peut-être pas la véritable raison profonde, mais c'est un élément, le début du fil que vous pouvez tirer pour démêler l'écheveau de vos souffrances. Vous êtes psychiquement effondré au point, comme parfois pour Cherry Plum, de penser au suicide.

Guérison

Dès que vous sentez l'angoisse monter, prenez quelques gouttes directement sur la langue. Les tensions diminueront presque instantanément. Reprenez votre souffle. Isolez-vous pour ne pas ressentir le bruit ou les paroles des autres comme une agression. Eventuellement, prenez un bain avec des huiles essentielles calmantes (au choix : lavande, camomille, cajeput, sauge, verveine...). Une fois la crise passée, tentez de comprendre les raisons qui la provoquent et utilisez le remède approprié.

Enfant

La gravité de telles angoisses est assez rare chez les enfants. Elles sont souvent suscitées par des ruptures graves, brutales, telles un décès dans la famille ou un divorce. Un suivi affectif est, en plus du remède Sweet Chestnut, indispensable.

Votre question, ma réponse

«Mon frère aîné n'a que le mot "famille" à la bouche. Une famille élargie qui ressemble un peu trop à une sorte de caste. Il voudrait obliger notre jeune sœur à ne fréquenter que des "familles" amies. Ce mode de fonctionnement me déplaît : ce sont des réactions archaïques. Par moments, pour me moquer, je l'appelle "parrain". Non seulement ça l'amuse, mais ma mère entre dans son jeu.»

Luc D. de Provins.

Visiblement, votre frère est devenu le chef de la maisonnée ! Vous n'évoquez même pas votre père ! Réussirez-vous à lui faire prendre quelques gouttes de Sweet Chestnut ou de Vine ? Le plus facile, c'est peut-être d'en verser subrepticement quelques gouttes dans la cruche d'eau (ou le pichet de vin) dont se sert toute la «famille»... Parce que vous aussi, vous semblez – malgré votre déplaisir – vous intégrer dans ce type de fonctionnement.

Vervain

Verveine

Verbena officinalis

Identification botanique

Elle n'est vraiment pas très belle pour une fleur des champs ! Le célèbre botaniste et phytothérapeute P. Fournier la comparait à du fil de fer ! Il est vrai que, sur cette vivace haute de 60 cm, aucun promeneur ne se retourne ! Quelques rameaux maigrichons partent symétriquement d'une tige rigide, de section carrée. Les feuilles sont opposées, lancéolées, poilues et très découpées. Elle affectionne les sols secs et calcaires.

Fleurs

Elle fleurit de juin à septembre. Les boutons pointus de ses fleurs de couleur lilas s'étagent sur le bout des rameaux. Elles éclosent les unes après les autres, en remontant la tige. Chaque fleur est composée de cinq lobes inégaux. Elles n'ont pas d'odeur.

Phytothérapie

La verveine, malgré son apparence maigrichonne, était une plante sacrée chez les Romains. On en tressait les couronnes des ambassadeurs et elle servait à la purification des autels et au nettoyage des ustensiles de culte. La plante a longtemps gardé sa symbolique religieuse et cultuelle, puisqu'elle faisait partie des plantes magiques des sorcières. Rien d'étonnant puisque c'est une plante aux pouvoirs thérapeutiques impressionnants. Parmi ces constituants, la verbénaline est un antispasmodique qui, par ailleurs, active les contractions utérines et augmente la sécrétion lactée. C'est donc une plante tout particulièrement destinée aux femmes avant et après l'accouchement. Mais la verveine possède bien d'autres propriétés qui en font un remède de choix pour les douleurs gastriques, les rhumatismes, les névralgies, les migraines et même, en application externe, pour réduire les entorses. On l'utilise en infusion. Attention, la verveine vendue en sachet, n'est que de la verveine odorante (Verbena odorata), bien plus parfumée, mais bien moins efficace.

Sensations, sentiments

L'altruisme

Vous partez souvent d'*a priori* ou d'idées préconçues que vous avez du mal à remettre en cause. Vous voulez convaincre les autres et peu importe si vous faites une erreur de jugement ou si vos connaissances sont réelles. Dans votre souci de pédagogie, vous défendez vos positions avec force. Vous êtes courageux et persévérant même quand vous êtes malade.

Autres signes possibles

Vous avez du mal à vous détendre, vous êtes souvent exalté. Vous êtes hyperactif. Comme si vous aviez besoin de votre petite décharge d'adrénaline pour avancer ! Si Vine est un remède destiné aux personnes sûres d'elles et dominatrices, Vervain s'adresse surtout à ceux qui veulent convaincre, propager leur enthousiasme... au risque d'être importun. Vous acceptez mal la contradiction et vous êtes capable de mauvaise foi, pour défendre votre position. A force de vivre sur les nerfs, vous pouvez être pris de douleurs musculaires et dorsales ou bien au niveau du plexus ; parfois vous pouvez souffrir de soudains maux de tête ou de névralgies.

Guérison

Vervain vous donnera le recul suffisant pour faire descendre la pression. Vous saurez vous détendre et vous accepterez d'avoir tort ou de modifier votre opinion. Pour déstresser, faites du sport ou bien une activité artistique très éloignée de vos compétences. Pensez aussi aux massages, avec une cuillère à soupe d'huile d'olive ou d'amande douce, pour décontracter les muscles.

Enfant

L'enfant se lance dans tout avec conviction, mais reste souvent déçu de ses résultats. Il est très bavard. Sa nervosité perpétuelle peut l'empêcher de dormir. Quelques gouttes le matin avant d'aller à l'école et quelques gouttes le soir avant de s'endormir peuvent calmer cette perpétuelle agitation.

Votre question, ma réponse

«J'ai du mal à être convaincant. Alors, je parle, je parle. Je vois bien que j'en fais des "tonnes" mais je ne peux m'en empêcher. J'ai peur de devenir lourd pour les autres et d'être mis de côté.»

Jacob P. de Lille.

Vervain vous correspond parfaitement. Sans attendre de vous trouver dans une situation de conflit, ou simplement de discussion, démarrez une cure de Vervain, 3 à 4 fois par jour, régulièrement à heures fixes, en commençant dès le matin à jeun. Vous arriverez peu à peu à écouter les autres, avancer vos idées avec moins d'insistance et plus de respect de votre interlocuteur. Vous constaterez aussi que vos idées deviendront mieux inspirées, plus judicieuses.

Vine

Vigne (à raisin)
Vitis vinifera

Identification botanique

Reconnaître une vigne est à la portée de tous. C'est une liane, grimpante, vivace, à vrilles, que l'on trouve en France jusqu'en Champagne. Bien entendu, pour le remède, il ne faut utiliser que la vigne sauvage ou abandonnée, celle qui n'est ni taillée, ni traitée.

Fleurs

Fin avril, début mai, selon les régions, les fleurs, petites, vertes et fortement parfumées, se regroupent en grappes serrées qui donneront plus tard les raisins. Chaque fleur dispose de cinq pétales unis à leurs extrémités et qui s'ouvrent lorsque les étamines parviennent à maturation.

Phytothérapie

La vigne et le vin sont, à plus d'un titre, de véritables médicaments naturels. Le Dr Maury explique que le Beaujolais et les grands Bordeaux sont efficaces contre les maladies microbiennes ou infectieuses. Les rhumatismes et les problèmes urinaires sont soulagés avec les Médoc, les Sylvaner et les Muscadet. Les Champagne sont appréciés aussi comme désintoxiquants et... aphrodisiaques. Dans les pépins de raisins, il existe une substance nouvellement découverte, les OPC (Oligomères Procyanidoliques) dont l'activité anti-radicaux libres (antivieillissement) est 50 fois supérieure à la vitamine E. Même les feuilles sont utilisées en phytothérapie : bien rouges en automne, elles restent l'un des meilleurs remèdes pour tous les problèmes circulatoires. Varices, hémorroïdes, règles douloureuses, couperose, phlébites résistent rarement à une bonne cure de vigne rouge. En pharmacie, supermarchés ou boutiques diététiques, on la trouve sous forme de feuilles, de gélules ou d'extraits liquides (ampoules), en association ou non avec l'hamamélis, une autre grande plante circulatoire.

Sensations, sentiments

L'altruisme

Vous vous sentez sûr de vous. Vous avez tendance à vouloir que les autres aient non seulement la même façon de réagir face à la vie, mais aussi les mêmes méthodes. Quand vous êtes malade, vous n'êtes pas spécialement «facile», dirigeant tout de votre lit, même vos propres soins. Mais, côté positif de votre «activisme», vous savez rendre service quand les autres en ont besoin.

Autres signes possibles

Vous êtes ambitieux et vous pouvez vous montrer intolérant. Vous n'acceptez d'avoir tort que si vous y êtes obligé... et encore, vous essayez toujours, consciemment ou non, de revenir à la situation de départ. Vous pouvez passer pour sévère et même brutal, cassant. Les autres doivent se plier à vos vues. Vous connaissez votre valeur et vous le montrez, affichant un sentiment de supériorité. Quand vous avez un objectif, vous êtes impitoyable et, méthodiquement, vous observez, vous construisez un moule dans lequel les autres devront s'adapter. Par rapport à «Vervain» qui cherche à convaincre, vous cherchez à imposer, sans discussion. Votre autoritarisme va jusqu'à se nicher dans des détails : la forme (vêtements, horaires, discours...) prend parfois plus d'importance que le fond (résultat). Les personnes, qui ont besoin de ce remède, n'admettent pas, en général, qu'elles ont besoin d'aide. Pour elles, tout va bien, ce sont les autres qui ont besoin d'être soignés. Si vous vous trouvez face à cette situation, à la maison ou au travail, voici un conseil (qui pose un problème éthique mais parfois, si la vie devient intenable, la fin justifie les moyens) : versez, à l'insu de votre tyran domestique ou hiérarchique, quelques gouttes de Vine dans sa boisson. Vous verrez, les choses deviendront plus faciles.

Guérison

Vous saurez mieux motiver les autres et vous ferez preuve de sympathie. Vous perdrez cette manie de commander et vous verrez qu'en suggérant ou en laissant faire, les choses se construisent souvent bien plus facilement ! L'élixir Vine peut être donné dans un remède composé en association avec Larch, Pine et Mimulus, car certaines caractéristiques de ces quatre types sont souvent liées.

Enfant

Il s'agit d'un leader naturel : il se fait élire délégué de classe ou capitaine d'équipe, même s'il n'en a pas les qualités. Cette faculté naturelle à diriger les autres peut se transformer en excès d'autorité envers les camarades. Le remède Vine lui permettra de réfréner son besoin de commander et surtout l'amènera à donner des ordres et des consignes plus justes, plus acceptables.

Votre question, ma réponse

«Ma belle-mère est une râleuse autoritaire. Jamais contente, elle est souvent de mauvaise foi et ne peut s'empêcher d'envoyer des "piques" à ses belles-filles. Pourtant, c'est un personnage que tout le monde adore et qui par ailleurs peut se montrer drôle et généreux. Bref, je ne sais pas comment m'y prendre avec cette femme qui me terrorise.»

Sandrine T. de La Rochelle.

Il y a au moins 2 personnes qui ont besoin de prendre des fleurs de Bach : vous et votre belle-mère. Pour elle, de toute évidence, Vine lui ferait du bien. Quant à vous, si c'est d'affronter le monstre que vous décrivez qui vous fait peur, avalez 3 ou 4 gouttes de Mimulus avant de lui rendre visite.

Walnut

Noyer

Juglans regia

Identification botanique

Bel arbre de 20 à 30 mètres de hauteur, le noyer peut atteindre 150 ans. En latin, *Jovis glans* signifie le «gland de Jupiter» et la noix était considérée par les Grecs et les Romains comme un mets destiné aux dieux. L'écorce de l'arbre est grise et se crevasse longitudalement en vieillissant. Bourgeons et jeunes feuilles sont rougeâtres. Les feuilles apparaissent tard. Elles sont grandes, lancéolées, aux bords légèrement ondulés. Le noyer se développe mieux quand il reste isolé.

Fleurs

Les chatons mâles et femelles se développent sur le même arbre. Les fleurs mâles, chatons à écailles, pendent. Les femelles, moins nombreuses, sont groupées à l'extrémité des rameaux de l'année précédente.

Phytothérapie

Le noyer et la noix sont l'objet de nombreuses traditions rituelles, religieuses ou magiques. Le noyer était considéré comme néfaste, responsable de mauvais sort. On a découvert que le noyer pouvait secréter des substances toxiques : il est donc déconseillé de faire une sieste sous un noyer. Les noix étaient symboles de prospérité et de fécondité. Dès le Moyen Age, sainte Hildegarde conseille les décoctions de jeunes feuilles, en interne, comme vermifuge et, en externe, pour guérir la lèpre. De fait, les feuilles et l'écorce sont utilisées pour lutter contre le diabète, les rhumatismes, les diarrhées, le ténia, les maladies osseuses, le rachitisme, les angines, les problèmes gynécologiques... Le brou de noix, quant à lui, est efficace contre les névralgies dentaires et les problèmes gastriques. Les fleurs de noyer ont des propriétés antiépileptiques. Les recettes (infusion, cataplasmes, vins médicinaux, bains, etc.) à base de feuilles, de noix, d'écorce ou de fleurs sont innombrables. L'infusion la plus commune reste une poignée de jeunes feuilles sèches par litre d'eau bouillante : boire au moins 3 verres par jour à jeun.

Sensations, sentiments

La dépendance

Vous avez des idéaux et des ambitions précises, mais vous pouvez vous laisser détourner de vos buts par l'insistance des autres. Il faut savoir vous protéger et persévérer dans vos opinions.

Autres signes possibles

Vous vous basez sur votre expérience et la nouveauté vous déstabilise. Vous avez du mal à vous adapter à un changement, qu'il soit matériel ou physique. Par exemple, une promotion au travail, un déménagement ou un nouveau venu dans la famille, etc. vous perturbent. Une hospitalisation, la grossesse, la ménopause sont ressenties d'abord comme des épreuves angoissantes. Pour les enfants, il peut s'agir de la chute des dents de lait ou bien de la survenue, pour les filles, des premières règles. Plus l'événement est important, moins vous savez y faire face. Heureusement, vous retrouvez assez rapidement vos repères (et le remède vous y aide encore mieux). Vous êtes aussi sensuel et vous vous abandonnez facilement aux plaisirs physiques (relation sexuelle, bon repas, spectacle...) surtout quand vous n'en êtes pas l'instigateur. Vous êtes plutôt influençable et vous vous laissez parfois «manger» par les autres.

Guérison

Vous retrouverez votre détermination. Vous saurez affronter les obstacles et les remarques désobligeantes. Vous ne vous laisserez plus faire. Vous saurez concilier appel des sens et idéaux.

Enfant

A chaque fois que l'enfant se trouve face à une situation nouvelle, n'hésitez pas à lui donner Walnut pendant quelques jours. Rentrée scolaire, déménagement, premières règles, naissance d'un petit frère, départ en colonie de vacances, etc., seront des moments moins perturbants.

Votre question, ma réponse

«Au fil des années, suite à plusieurs mutations professionnelles et quelques bouleversements familiaux, j'ai la sensation de ne plus savoir "où j'habite". J'aimerais retrouver mon souffle et je crains tous les changements. Ce n'est pas que j'aie peur que mes habitudes soient bousculées, c'est juste que j'ai du mal à me situer par rapport aux autres et par rapport à celui que j'étais.»

Patrick B. de St Quentin Fallavier.

Walnut vous permettra de retrouver votre esprit de décision, d'affronter l'adversité, d'accepter l'inattendu et même de le devancer. Vous vous sentirez armé contre les influences que vous ne maîtrisez pas. C'est en sortant de son cocon puis de sa chrysalide que la chenille devient papillon.

Water Violet

(Violette d'eau, Hottonie des marais)

Hottonia palustris

Identification botanique

Habituée des marécages, mares et fossés, l'hottonie des marais est une jolie fleur rose pâle ou blanche, qui était assez envahissante mais qui disparaît peu à peu de nos paysages, en raison de la régression de ses terrains de prédilection. Elle appartient à l'ordre des primulales dont font aussi partie les primevères, les mourons et les cyclamens. La violette d'eau n'a donc rien à voir avec la violette, pas même la couleur. Ses nombreuses feuilles sont subdivisées en segments longs et étroits et sont souvent immergées pour permettre aux fleurs de se maintenir au-dessus de la surface de l'eau.

Fleurs

De mai à juin, éclosent les fleurs blanches ou roses avec un cœur jaune-orangé. Elles sont grandes d'environ 2 cm de diamètre. Les cinq pétales sont soudés à leur base.

Phytothérapie

Il n'y a pas d'indication thérapeutique connue de l'hottonie des marais. Rappelons qu'aucune plante d'eau ne doit être consommée crue ou insuffisamment cuite. Pour la fabrication de l'élixir, la récolte de l'hottonie doit être faite avec le plus grand soin : prélever uniquement les pétales et préférer la méthode par décoction (voir chapitre 10).

Sensations, sentiments

La solitude

Vous préférez rester seul, que vous soyez malade ou non. Vous êtes indépendant, tranquille et discret. Vous parlez peu et avec gentillesse. Vous avez conscience de vos qualités et vous ne vous laissez pas influencer. Mais vous apparaissez comme froid, distant, trop sûr de vous et même suffisant et dédaigneux.

Autres signes possibles

Vous défendez votre territoire en gardant vos distances. Vous savez vous protéger. Mais vos proches peuvent vous reprocher votre froideur, votre rigidité, votre incapacité à supporter les autres... Cela peut entraîner des conflits familiaux puisque, si les enfants crient trop ou si les amis débarquent assez souvent chez vous, vous vous transformez en ours. Si vous faites l'effort de leur accorder votre présence, ils vous sentent absent, indifférent. Tout cela est une sorte de malentendu car, d'un autre côté, on vous estime pour votre avis mesuré et pacificateur. Vos maux, vos souffrances, vous attendez le dernier moment pour les exprimer et cela vous bloque, vous coince.

Guérison

Vous saurez préserver votre goût de la solitude quand il le faut. Vos relations avec les autres seront plus détendues, plus naturelles et vous serez donc mieux compris. Les conflits et les reproches par rapport à cette attitude distante, voire méprisante cesseront et vous serez apprécié pour ce que vous êtes réellement et non plus jugé sur votre apparente froideur.

Enfant

Très indépendant, peut-être trop indépendant, l'enfant peut rester seul à jouer, à lire, à étudier. Le remède l'aidera à renforcer ses qualités d'autonomie tout en ayant le goût de se sociabiliser.

White Chestnut

Marronnier blanc

Aesculus hippocastanum

Identification botanique

Il s'agit du même arbre que pour le remède Chestnut Bud, le bourgeon de marronnier blanc. Mais cette fois, ce sont les fleurs qui sont prélevées et non les bourgeons.

Fleurs

Groupées en chandelier, simples ou doubles, elles présentent une corolle à cinq, six ou sept pétales blancs, piquetés de rouge.

Phytothérapie

Le marronnier fait partie des grandes plantes médicinales au point que plusieurs médicaments en pharmacie sont faits à partir de marron d'Inde, très riche en coumarines, flavonoïdes et saponines. Il possède des propriétés circulatoires et anti-inflammatoires remarquables. Il tonifie les parois des vaisseaux sanguins et reste l'un des produits les plus efficaces contre les hémorroïdes et les varices. Il est déconseillé de faire soi-même les préparations car le marron d'Inde peut causer des intolérances au niveau intestinal. Dans tous les cas, ne pas dépasser deux tasses par jour d'une décoction d'écorce (de la première année). On le trouve en pharmacie et boutiques diététiques sous forme d'extrait liquide et de gélules, ou bien, pour une utilisation externe, de pommade ou de solution à ajouter à l'eau de votre bain. En homéopathie, *Æsculus hippocastanum* est prescrit pour les troubles gastriques, biliaires et les crises hémorroïdaires.

Sensations, sentiments

L'indifférence

Votre tête est envahie par des pensées, des idées et des raisonnements indésirables. Vous n'arrivez pas à vous concentrer sur les réalités. Cela devient une obsession qui vous empêche non seulement d'être en paix, mais vous bloque dans votre travail, votre vie familiale, allant jusqu'à vous empêcher de jouir d'un bon repos ou de vos loisirs.

Autres signes possibles

C'est comme s'il y avait un lutin qui bavardait sans cesse dans votre tête. Vous avez beau chasser ces idées, elles reviennent, persistantes. Cela peut être des souvenirs désagréables ou bien des moments que vous ressassez mais cela peut être aussi des pensées anodines qui, à force de ressurgir, finissent par vous torturer mentalement. Incapable de vous reposer réellement, incapable de dormir, vous êtes épuisé, angoissé. Bien sûr, fatigué, vous vous exposez à des accidents.

Guérison

Vous êtes dans un système proche de la dépression. Les plantes, en gélules ou en tisanes, comme le millepertuis, le kawa-kawa ou la gentiane, sont très efficaces pour retrouver une certaine sérénité. Il est aussi possible que vous souffriez d'une intoxication aux métaux lourds ou bien, *a contrario*, d'un déficit en oligo-éléments. Un homéopathe saura déterminer le déséquilibre. Pour parer au plus pressé, White Chestnut vous clarifiera les idées. Peut-être n'arriverez-vous pas à chasser ces sempiternelles pensées du premier coup. Mais vous aurez rapidement assez de force et de présence d'esprit pour analyser leur origine, ce qui, peu à peu, les fera fuir.

Enfant

White Chestnut est particulièrement efficace pour les enfants qui ont du mal à s'endormir, stressés par le rythme scolaire. Les étudiants, en période d'examens, devraient en prendre pour profiter d'un sommeil véritablement réparateur.

Wild Oat

Folle avoine

Avena fatua

Identification botanique

Cette adventice (un joli mot pour dire que c'est une mauvaise herbe) fait partie des graminées. L'avoine a deux noms latins *bromus* et *avena* qui vient directement du sanscrit et signifie «herbe pour les moutons». La folle avoine pousse dans les clairières, les fourrés, au bord des chemins et dans les champs de céréales. Elle mesure jusqu'à 1,50 mètre de haut et ses tiges peuvent être utilisées comme chaume. Ses feuilles sont vertes, larges, allongées, et retombantes. Elles entourent la tige d'une gaine et sont couvertes, à la base, d'un duvet. Ses racines vont jusqu'à 1 mètre de profondeur et les techniciens agricoles estiment qu'elle cause des dégâts considérables par la place qu'elle occupe. Assez proches du blé, les différentes sortes d'avoine n'ont pas toujours été considérées comme indésirables : elles faisaient même partie des plantes fourragères et des céréales panifiables dans certaines parties du monde avant leur supplantation par des céréales plus nobles comme le froment ou l'orge.

Fleurs

Au sommet de la tige principale, de nombreux petits rameaux retombent, avec, à leur bout, un petit épi composé de deux ou trois fleurs qui apparaissent en été.

Phytothérapie

L'avoine cultivée (*Avena sativa*) est non seulement un aliment de tout premier ordre (farine, flocons...) mais aussi une plante médicinale très intéressante en utilisation interne et externe. La folle avoine, dont il est plus difficile d'extraire la farine, possède les mêmes propriétés thérapeutiques. Le chiendent, qui fait aussi partie de la famille de l'avoine, était même un médicament de toute première importance, figurant en bonne place dans les officines des apothicaires sous le nom de *Rhizoma graminis* et destiné à soigner infections et irritations urinaires. L'avoine, très riche en vitamines du groupe B, contient nombre d'oligo-éléments très intéressants pour l'organisme : potassium, calcium, magnésium, phosphore, sodium, fer ainsi qu'une hormone voisine de la folliculine. Elle est conseillée dans les cas d'insomnie, d'impuissance, de diabète et de problèmes urinaires. On la consomme en flocons mais aussi sous forme de teinture mère (40 gouttes dans un verre d'eau au coucher).

Sensations, sentiments

L'incertitude

Vous avez l'ambition de réaliser quelque chose d'important, de faire des expériences, de vivre pleinement et de jouir de tout ce qui est possible. Mais, sans vocation précise, vous hésitez et vous restez un velléitaire, ce qui génère insatisfaction et déplaisir.

Autres signes possibles

Vous êtes certainement doué mais vos idées et vos envies partent dans tous les sens. Alors, touche-à-tout, vous vous essayez à plusieurs sports, plusieurs arts, plusieurs techniques, sans jamais approfondir. Et, forcément, vous avez la sensation de rater. Vous vous découragez. Pour vos relations, vos amours, vos sympathies et vos amitiés, c'est un peu le même processus : vous ne pouvez vous empêcher de choisir l'inconstance et l'infidélité, comme pour vous persuader de toujours trouver mieux, ou comme si vous étiez déçu de ce que vous avez. Vous passez par des phases de dépression et d'euphorie, qui peuvent aller jusqu'à la cyclothymie. Vous pouvez alterner des périodes d'agressivité, de brutalité, de bouderie ou de renfermement sur vous avec des périodes de grande exaltation, d'enthousiasme, qui décuplent vos capacités de travail. Contrairement à «Scleranthus», perpétuel indécis qui hésite entre deux possibilités, «Wild Oat» garde les idées claires, prend des décisions mais change souvent d'avis en cours de route.

Guérison

Wild Oat évite de disperser son énergie et permet de canaliser son talent. Après avoir voyagé, changé d'emploi, vous pourrez faire un choix plus stable qui vous permettra d'approfondir ce que vous faites. Bien entendu, cela modifiera totalement votre façon de voir les choses, vos relations avec les autres et avec... vous-même.

Enfant

Même comportement que chez l'adulte : c'est un touche-à-tout, un dilettante qui a besoin qu'on l'aide à un peu de constance dans ses choix. Sinon, il risque soit de passer pour un paresseux soit de se décourager. Quelques gouttes de Wild Oat et un suivi régulier de ses activités scolaires, artistiques et sportives devraient rapidement le rassurer.

Votre question, ma réponse

«Existe-t-il des études fiables sur la leibothérapie ?»

John M. de Montréal.

Les études sur les traitements se font en «double-aveugle», avec des «cobayes» qui ont tous la même affection et qui sont partagés en 2 groupes. Le premier prend un placebo, le second le remède étudié. Or, pour un même déséquilibre émotif, chaque personne est différente et les circonstances qui ont provoqué ce déséquilibre aussi. De plus, si effectivement on avait la chance de réunir une vingtaine de personnes avec les mêmes symptômes, chaque personne recevrait un traitement différent. En revanche les témoignages de réussite sur les fleurs de Bach sont innombrables. Mais, à chaque fois, ce sont des expériences individuelles qui ne peuvent être intégrées à un corpus scientifique.

Wild Rose

Eglantier (Rose des chiens)

Rosa canina

Identification botanique

Cette rose sauvage est le porte-greffe de très nombreux rosiers cultivés. L'églantier peut atteindre plusieurs mètres de haut ou de large. Ses branches épineuses retombent et forment des haies impénétrables. Les feuilles sont alternées et pennées, divisées en cinq à sept folioles dentées, ovales allongées.

Fleurs

Elles sont blanches ou roses. Très parfumées, elles s'épanouissent à partir de juin, souvent par groupes de trois aux extrémités des rameaux. Elles sont composées de cinq pétales et de très nombreuses étamines. Le fruit est le cynorrhodon, dont on extrait le «poil à gratter» et avec lequel on prépare de délicieuses gelées.

Phytothérapie

Les pétales se cueillent quand les boutons commencent à éclore. Feuilles et pétales ont des propriétés laxatives, diurétiques et toniques intéressantes mais sans commune mesure avec le cynorrhodon et le bédégar. Le cynorrhodon est l'un des fruits les plus riches en vitamines C, A, B1, B2, E, K et PP. Il possède en outre des tanins, de la pectine et une résine qui en font un excellent régulateur digestif et un excellent diurétique. Le cynorrhodon se trouve sous forme de gelée, de poudre, de boissons... Quant au bédégar, il s'agit d'une galle rougeâtre, en touffe chevelue, qui se multiplie sur certaines tiges après le passage d'une sorte de guêpe. C'est un équilibrant nerveux qui a la caractéristique d'être à la fois somnifère et tonifiant. On l'utilise séché et macéré dans du vin rouge. Jadis, on en mettait dans les oreillers pour lutter contre les insomnies ou favoriser les rêves prémonitoires !

Sensations, sentiments

L'indifférence

Sans motif apparent, vous vous sentez aller à la dérive. Vous vous résignez. Vous n'avez plus la force ou l'envie de réagir. Vous renoncez et vous acceptez la situation, sans vous plaindre.

Autres signes possibles

Vous n'êtes ni triste, ni gai. Vous menez votre vie régulièrement sans trop vous poser de questions. La monotonie, les petits pépins de santé, le manque d'entrain, vous les vivez comme une fatalité. Il vous arrive de vous plaindre, quoique ce ne soit pas une manie. Vous pouvez rester des heures sans rien faire, à regarder par la fenêtre ou bien devant la télévision. Votre passivité vous entraîne à négliger vos obligations, à reporter tout au lendemain. D'ailleurs votre fonctionnement intellectuel est lui aussi en sommeil : vous êtes conformiste et vous ne remettez pas en question les informations «officielles» ou les traditions. C'est ainsi que vous avez du mal à accepter les idées neuves et les changements.

Guérison

Assez rapidement, votre attitude face à la vie changera. Vous deviendrez plus positif, plus actif. Et, par conséquent, plus d'opportunités s'offriront à vous. Vos amis, votre famille auront plus de plaisir à venir vous voir. Vous retrouverez la joie de vivre. Accélérez le processus en sortant : visitez des expositions, allez au théâtre, acceptez les invitations. Au début, vous serez seul dans vos loisirs puisque, jusqu'à présent, vous avez fait le vide autour de vous. Bientôt, vous saurez entraîner des amis, des membres de votre famille pour partager vos loisirs.

Enfant

Ce comportement, assez rare chez les enfants, peut s'installer au moment de l'adolescence quand il est de bon ton de montrer que l'on est blasé. Ne laissez pas l'enfant se dégoûter tout seul. Quelques gouttes de Wild Rose plusieurs fois par jour pendant 20 jours suffiront, à condition que vous soyez attentif à ses problèmes et que vous sachiez l'entraîner dans des activités sportives ou culturelles.

Votre question, ma réponse

«Après plus de vingt ans de mariage heureux, mon mari ne ressent plus de désir pour moi. Il me dit qu'il en est désolé ; pourtant il me trouve toujours aussi jolie et l'un de nos amis me fait même des avances appuyées. Mais je ne veux pas d'une liaison extra-conjugale. C'est mon mari que j'aime et c'est mon couple que je veux sauver.»

Lucie P. de Meudon.

Il faudrait d'abord essayer d'analyser avec lui les raisons de ce désintérêt. Y a-t-il eu des événements qui sont la cause de cette nouvelle attitude ? Ou bien s'agit-il d'une sorte de lassitude ? Dans le cas d'un laisser-aller par la force de l'habitude, Wild Rose peut provoquer un déclic. Si, par ailleurs, d'anciennes peurs ou des angoisses mal cicatrisées remontent à la surface, sans doute devra-t-il prendre aussi Larch ou Mimulus.

Willow
Saule
Salix vitellina

Identification botanique

L'arbre atteint une vingtaine de mètres et pousse en Europe, en Asie et en Amérique. Son écorce épaisse, brun-gris, dure, rugueuse, est profondément crevassée. Ses rameaux souples forment une couronne gris argenté et tournent au jaune-orangé en hiver. Les feuilles, alternées, pointues, lancéolées et légèrement dentelées, sont d'un beau vert brillant au-dessus et soyeuses au-dessous. Il se distingue du saule blanc (*Salix alba*) par des feuilles plus longues, plus étroites et des rameaux jaunes, flexibles.

Fleurs

Les chatons mâles sont jaunes et les chatons femelles sont verdâtres. Ils sont longs et minces, apparaissent en avril sur des arbres différents, en même temps que les feuilles.

Phytothérapie

L'arbre était dédié à Déméter, la déesse de la nature et de la fertilité. Il était aussi un arbre symbole de la mort, de la disparition, de la rupture et donc doté de pouvoirs maléfiques. Sainte Hildegarde de Bingen, la première phytothérapeute européenne digne de ce nom, trouvait que le saule suscitait la mélancolie et l'amertume... deux sentiments qui se retrouvent dans le tableau de traitement de cette «Fleur de Bach». Les vertus thérapeutiques du saule ont été reconnues dès la plus haute Antiquité : Dioscoride et Pline connaissaient ses propriétés cicatrisantes, antalgiques et astringentes. Plus tard, les décoctions d'écorce de saule furent utilisées pour lutter contre la douleur ou la fièvre. En 1898, les chimistes isolèrent le principe actif du saule : l'acide salicylique (comme son nom l'indique) que l'on retrouve dans d'autres plantes comme la reine de prés (ou spirée). Une fois l'efficacité prouvée, on fabriqua synthétiquement la molécule isolée d'acide salicylique... que l'on appela a-spirine, avec le «a» privatif qui montre bien qu'il ne s'agissait pas de celle de la spirée ! Le saule possède donc des propriétés antalgiques et antirhumatismales incontestables.

Sensations, sentiments

Le découragement

Vous avez souffert de problèmes à répétition comme si la malchance s'était abattue sur vous. Vous vous plaignez souvent ou bien vous ressassez vos ennuis avec amertume. Vous trouvez votre sort injuste. Vous en voulez aux personnes que vous jugez responsables de vos misères. Vous avez perdu votre enthousiasme et votre plaisir de vivre.

Autres signes possibles

Vous êtes un grincheux, un jamais-content, et vos proches vous fuient, même vos parents ou vos propres enfants ! Et cela ne fait qu'amplifier votre ressentiment. Car les responsables, ce sont les autres. Et tout ce qui vous arrive est injuste. Cette attitude négative devant la vie, nous l'avons tous vécue. C'est un moment provoqué par une petite déprime ou de réels enchaînements de faits malheureux. Mais il faut sortir de cette sensation perpétuelle d'échec et d'injustice qui peut vous mener à une certaine paranoïa ou tout simplement à une sévère dépression. Arrêtez de penser que vous êtes une victime, d'autant que cela peut déclencher un dérèglement de votre alimentation, une constipation chronique, une prise de poids... autant de troubles physiques qui, psychologiquement, vous entraîneraient encore plus bas.

Guérison

Vous saurez replacer vos problèmes dans leur contexte et les analyser par rapport à votre attitude. Vous arriverez à ne plus porter de jugement systématiquement négatif sur les autres. Vous retrouverez une certaine gaieté et votre nouveau dynamisme fera que, tout naturellement et tout en perdant votre méfiance maladive, vous n'irez plus au devant des «galères», tête baissée.

Enfant

Il est boudeur, grognon, jamais-content. C'est un passage pratiquement obligé vers 3-5 ans, quand l'enfant veut faire ou obtenir des choses sans savoir comment y parvenir. Il n'a pas notion des prix, des contraintes et il veut tout, tout de suite.

Votre question, ma réponse

«Je me sens grincheux et tout est motif à ma mauvaise humeur. Au fond de moi, je me sens malade et incapable de lutter. Je voudrais aller voir un psy, mais ça me fait aussi peur.»

François V. de Pau.

Quand les angoisses, les névroses sont trop fortes, trop douloureuses, il peut être utile de consulter un psychothérapeute ou un psychanalyste. Aujourd'hui, les différences entre les deux méthodes sont moins flagrantes et la principale difficulté sera de trouver un praticien avec lequel vous vous sentirez bien. Certains psys pratiquent l'EMDR ou l'hypnose ericksonnienne aux résultats souvent plus rapides et plus flagrants. Les élixirs floraux, dont Willow, vous aideront, sinon à retrouver le sourire, du moins à mieux admettre les séances, à mieux vous «ouvrir» et donc à guérir plus rapidement.

Rescue Remedy

Cet élixir est l'unique «composé» inventé par le Dr Bach. C'est un mélange de cinq élixirs qui soignent les différents états d'âme ou sentiments, présents lors de tout événement choquant. Quand il y a état de choc, à l'effet de surprise, à la tension soudaine, à l'énervement mental, à l'épuisement physique, à l'angoisse incompréhensible, viennent se combiner des sensations contradictoires : l'envie de laisser aller, la crainte de ne pas pouvoir se maîtriser, la peur de gêner ou d'être ridicule, l'abandon total. C'est ainsi que dans Rescue Remedy se trouvent associés : Star of Bethlehem, Rock Rose, Clematis, Impatiens et Cherry Plum.

Sensations, sentiments

C'est le remède d'urgence par excellence pour toutes les émotions violentes ainsi que pour les chocs, qu'ils soient affectifs ou physiques. Quelle que soit la gravité (un petit bobo, une mauvaise nouvelle, un accident ou une perte de connaissance), le remède se montrera efficace. On l'utilise aussi bien pour soi-même que pour les autres en cas de crise de tétanie, de panique, de colère, d'émotion forte. Rescue Remedy est efficace même en cas de commotion, de perte de connaissance. Remède de secours ou pour l'urgence émotive. Nombreux sont les médecins, les policiers, les pompiers qui gardent sur eux un petit flacon de Rescue Remedy et qui, discrètement, déposent quelques gouttes sur les lèvres d'une personne prise de malaise.

La tempête de Bach

Le Dr Bach expérimenta son Rescue Remedy sur deux naufragés qui étaient restés plusieurs heures dans une tempête attachés au mât de leur voilier. Quand le bateau de sauvetage les ramena vers la plage, l'un d'entre eux était évanoui. Bach humecta ses lèvres avec son élixir. L'homme reprit connaissance, se redressa... puis, complètement revenu de ses émotions, réclama une cigarette !

Quelques exemples personnels

Dans ma poche, j'ai toujours Rescue Remedy. Voici quelques situations, vécues, où le remède s'est montré remarquable.

• Accrochage entre deux voitures et la mienne sur le périphérique parisien. La conductrice du véhicule responsable est prise d'une colère, liée au stress. Impossible de la calmer... jusqu'à ce que je lui propose Rescue Remedy, dont elle avait entendu parler.

• En voyage au Pérou : le train le plus haut du monde grimpe à 4000 mètres d'altitude. Les troubles dus à la modification de la pression atmosphérique et à la raréfaction de l'oxygène commencent à gêner des voyageurs. Des infirmiers, en permanence dans le train, sont prêts à intervenir avec une bouteille et un masque à oxygène. En face de moi, une jeune péruvienne, prise de malaise, s'affale sur l'épaule de sa mère. Ses yeux sont révulsés. Ses lèvres et ses joues sont blanches. D'une main, j'écarte doucement les lèvres, de l'autre, je laisse tomber 3 gouttes dans la bouche. Instantanément, la fillette retrouve des couleurs et rouvre les yeux.

• Mon plus jeune fils s'est battu, comme le font tous les enfants, avec son frère aîné pour une broutille. Il a une grosse bosse sur le front. Je sépare les deux petits bagarreurs. Le cadet, la joue bleue, me trouve injuste, il aurait aimé que la situation se règle à coups de poings ! Il tape du pied. Trois petites gouttes et le bleu, la bosse et la colère s'en vont.

Guérison

La personne retrouve ses esprits, son calme. Ce n'est pas un remède à utiliser en cure, mais seulement dans les cas de crise. On donne 3 à 4 gouttes au moment du choc, soit pur, soit dans demi-verre d'eau. Ensuite, on redonne la même dose un quart d'heure plus tard. Ce remède peut aussi être appliqué en externe et il existe sous forme de crème.

Enfant

Les enfants ont souvent des bobos, des chagrins qui les perturbent bien plus que ne le pensent les adultes. Les crises de larmes, quoi qu'en disent les parents ne sont pas de la comédie. Pour que la consolation soit immédiate, quelques gouttes de Rescue Remedy suffisent. Bien évidemment, le remède peut aussi être utilisé dans les cas vraiment graves.

Nota Bene : «Rescue Remedy» étant une marque déposée, on trouve la formule sous d'autres dénominations : Remède aux Cinq Fleurs ou Remède (ou Elixir) d'Urgence...

4
Les élixirs français

Il existe plusieurs centaines d'élixirs «nouveaux», mais un trop grand choix ne facilite pas toujours la tâche de celui qui cherche à se soigner. C'est pourquoi nous avons fait une sélection des remèdes élaborés par une approche différente. Il s'agit d'élixirs à partir de fleurs très communes en Europe occidentale ou en Amérique du Nord. On trouve ces plantes dans les jardins, ou bien sauvages dans les prés ou les bois. Toutes possèdent, comme la plupart des Fleurs de Bach, des propriétés médicinales connues depuis des siècles. Si les créateurs de ces élixirs respectent parfaitement la démarche de Bach dans l'expérimentation ou dans la fabrication du remède, ils font correspondre leurs recherches avec des préoccupations contemporaines ou une vision plus moderne de la société. Certains relient les qualités vibratoires des élixirs à leur une curiosité pour les philosophies orientales. L'éclairage n'est plus seulement psychologique, affectif ou relationnel, mais se teinte d'un intérêt pour la créativité, la communication ou la féminité.

Ail
Alium sativum

Identification botanique

Tout le monde connaît les bulbes blancs qui se séparent en gousse. Au bout d'une longue tige, des fleurs se rassemblent en boule blanche. Si vous cultivez l'ail (ainsi que l'oignon), que ce soit pour des raisons culinaires ou thérapeutiques, plantez-le, de préférence, en lune croissante, loin des asperges, des pois et des haricots mais à proximité des pommes de terre et des tomates. N'arrosez pas. Ne plantez pas de gousses achetées pour la consommation mais des semences avec le label AB (Agriculture Biologique) ou SOC (Service Officiel de Certification).

Phytothérapie

Depuis plusieurs dizaines d'années, l'ail a fait l'objet de nombreuses études scientifiques qui ont mis en évidence ses principales vertus. Il stimule le cœur, facilite la circulation, lutte contre l'hypertension (et entre, à ce titre, dans la formule de nombreux médicaments), chasse et prévient les infections respiratoires, purifie l'intestin... Bref, c'est réellement une panacée (il a même des vertus anticancérigènes avérées) et il devrait avoir bonne place dans tous nos repas, pour le plus grand bien de notre santé. Seuls défauts à lui reprocher : il est mal toléré par les estomacs délicats et, bien sûr, il vous donne une haleine forte ! Mais il vous suffit de croquer quelques grains de café, d'anis ou de cumin pour faire disparaître cette odeur désagréable.

Sensations, sentiments

Vous êtes victime de peurs qui paralysent votre volonté. Vous vous sentez en insécurité permanente. Il ne s'agit pas de la peur vaincue par le Mimulus et qui concerne les timides ou ceux qui ne maîtrisent pas des peurs d'origine nerveuse. Il s'agit de peurs profondes, métaphysiques presque. Ces peurs constantes fragilisent votre métabolisme et vous êtes peut-être victime d'infections ORL ou urinaires à répétition.

Guérison

Vous retrouvez un calme intérieur qui vous permet de mieux réfléchir et d'agir sans précipitation.

Enfant

Phase de la post-adolescence, l'angoisse métaphysique est tout à fait naturelle. Toutefois, elle peut prendre des proportions inquiétantes et amener l'adolescent soit vers l'inaction totale, soit vers une attitude suicidaire. C'est le moment d'être présent, de discuter, de le laisser partir dans des discours un peu vasouillards... sans trop le contredire. L'élixir d'ail l'aidera. Encouragez-le aussi dans une passion (sport, animation, activité artistique...) afin de lui permettre de reposer les pieds sur terre.

Votre question, ma réponse

«J'ai une vie rangée, organisée que ce soit au niveau familial ou professionnel et je m'arrange toujours pour que mon confort ne soit pas perturbé. Je suis comme "endormi", en latence, prêt à faire quelque chose mais toujours trop fatigué pour me lancer.»

Jean-Michel V. de Poitiers.

Il semble évident que, si vous avez ce tempérament un peu lymphatique, si vous êtes un peu trop obéissant, un peu trop dans le cadre social, c'est sans doute dû à un ensemble de peurs profondes, cachées. Nul doute qu'Ail vous permettra des remises en causes personnelles nécessaires. Au besoin, utilisez aussi, selon les autres traits de votre personnalité, Cerato, Centaury ou Walnut.

Angélique
Angelica archangelica

Identification botanique

Belle et grande, elle épanouit, de juin à août, ses ombelles blanches à deux mètres de haut. Peu exigeante, elle apprécie plutôt une bonne exposition, une terre fraîche, équilibrée... et la compagnie des orties qui stimulent sa production d'huile essentielle.

Phytothérapie

L'angélique possède de réelles propriétés antibactériennes, apéritives, stomachiques, anticonvulsives, sédatives, diurétiques, immunologiques et vasodilatatrices... Elle aurait aussi une activité sur certaines tumeurs. Toutes ces propriétés sont scientifiquement reconnues et l'on a même isolé l'une de ses molécules, l'archangélicine. La liste des indications est longue. Voici, par ordre alphabétique, celle des troubles qu'elle soulage : anémie, asthme, baisse de libido féminine, digestion difficile (acidité gastrique, ballonnements, aérophagie, vomissements...), fatigue sexuelle masculine, hépatisme, insomnies dues à une trop grande nervosité, migraines (d'origine nerveuse ou digestive), palpitations, problèmes ORL (rhumes, bronchites...), règles douloureuses ou insuffisantes. En externe, les compresses et massages avec une décoction permettent de lutter contre les douleurs musculaires ou articulaires et notamment les rhumatismes. On utilise aussi la décoction (avec de l'ortie) en rinçage, après un shampooing, pour fortifier les cheveux et activer leur repousse. Mais respectez les doses car l'angélique est très puissante : son suc est si irritant pour la peau que les mendiants de la cour des Miracles s'en frottaient les membres pour provoquer de pitoyables ulcères (comme avec la clématite) ! Il existe d'innombrables préparations pharmaceutiques, liqueurs, baumes à base d'angélique.

Sensations, sentiments
Vous avez peur de l'inconnu. Vous êtes souvent en relation avec la mort soit parce que vous luttez contre la maladie, soit parce que vous êtes en contact permanent avec des personnes très malades ou mourantes.

Guérison
Vous retrouvez une certaine sérénité. Vous vous détachez des aspects matériels, terre à terre, triviaux, que vous considérez seulement comme nécessaires. Vous avez l'impression de prendre de l'altitude.

Enfant
Cet élixir est rarement destiné aux enfants qui, s'ils sont confrontés à la mort, se comportent bien plus naturellement que les adultes. Toutefois ce remède peut être utilisé quand un enfant assiste, de loin ou de près, mais jour après jour, à l'agonie d'une personne de sa famille.

Arnica
Arnica montana

Identification botanique

Petite fleur orange des montagnes, l'arnica est une sorte de souci sauvage. Il mesure de 20 à 60 cm. Sa tige est duveteuse. Ses feuilles sont soit en rosette évasée autour de la base, soit petites et lancéolées, collées à la tige. La racine est un long rhizome brun. L'odeur de l'arnica est aromatique et sa saveur est amère. Attention, l'arnica est très toxique.

Phytothérapie

Les principes actifs de l'arnica (huile essentielle, résine, tanin, acide malique, lactones sesquiterpéniques, flavonoïdes...) ont une action qui peut être foudroyante sur le système nerveux ou cardiaque. Ne vous aventurez donc pas à prendre de l'arnica en interne, même à faible dose. En externe, les cataplasmes de feuilles, de pétales ou de rhizome sont très efficaces contre les chocs, les entorses, les douleurs musculaires, les problèmes circulatoires et même les blessures refermées. En effet, la plante possède des propriétés cicatrisantes, astringentes, anti-inflammatoires remarquables. Il est plus pratique d'utiliser des crèmes ou onguents tout prêts à base d'arnica que l'on trouve en pharmacie. *Arnica montana* est l'une des grandes réussites de l'homéopathie. Chacun sait, et cela est constaté par de nombreux médecins, que lorsque l'on donne *Arnica montana* 5 CH à un enfant qui a fait une chute, le bleu, l'œil au beurre noir ou la bosse ne sortent pas. *Arnica montana* 5 CH est aussi valable pour les chocs psychiques : c'est un peu le Rescue Remedy de l'homéopathie. Toujours en avoir sur soi, surtout si on a des enfants.

Sensations, sentiments

L'élixir d'arnica a un peu les mêmes vertus que le médicament homéopathique : il soulage des chocs. On pourrait donc considérer qu'il fait double emploi avec Rescue

Remedy. Mais Arnica a une particularité très intéressante : il répare les dommages causés par un choc, même ancien, même s'il s'est déroulé sur la durée. C'est donc l'un des élixirs de choix pour soulager les personnes qui ont vécu un traumatisme répété comme la prise de drogues, la violence conjugale, le harcèlement sexuel. Il est donc aussi conseillé de l'ajouter dans les composés (avec d'autres élixirs qui correspondent à la personnalité du malade) lorsque l'on prépare un remède pour lutter contre la toxicomanie, l'alcoolisme ou le tabagisme.

Enfant

Quand un enfant a vécu une longue période douloureuse, suite à la tyrannie d'une famille abusive, ou bien de camarades sans pitié, donner Arnica est un bon réflexe pour l'aider à reprendre pied. Mais il faudra une analyse plus fine pour soigner les blessures en profondeur

Aubépine
Crataegus oxyacantha

Identification botanique

L'aubépine est un arbuste épineux qui peut atteindre 10 mètres de haut et vivre plus de 500 ans ! Ses petites fleurs blanches sont composées de cinq pétales et de nombreuses étamines. Ses feuilles sont composées de trois à sept lobes très profonds. Il n'y a aucune difficulté à reconnaître les buissons d'aubépine qui fleurissent dans la campagne aux alentours d'avril. La beauté, la blancheur, la délicatesse de l'aubépine en ont fait une plante sacrée mais aussi une fleur chantée par les plus grands écrivains comme Marcel Proust, Clément Marot, Georges Sand...

Phytothérapie

C'est à la fin du XIXe siècle que des médecins, américains et européens, ont découvert les effets bénéfiques de l'aubépine sur le fonctionnement cardiaque. Cette plante doit ses principales propriétés à ses flavonoïdes, des substances qui détendent et dilatent les artères coronariennes, et qui agissent comme anti-oxydants : elles font baisser le risque de dégénérescence des vaisseaux sanguins. L'aubépine améliore la contraction du muscle cardiaque, possède des effets antiarythmiques, hypotenseurs, et c'est un léger sédatif. On l'indique donc le plus souvent en cas de palpitations, d'hypertension, de nervosité et de troubles du sommeil. Le Dr Leclerc, célèbre phytothérapeute, la conseillait également contre les bouffées de chaleur et l'irritabilité dues à la ménopause.

Bien entendu, il n'est pas question de soigner, chez soi, avec quelques tisanes, un grave problème cardiaque ou circulatoire... Mieux vaut en laisser le soin aux médecins qui jugeront ou non de l'opportunité de prescrire un médicament à base d'aubépine. En revanche, on peut très bien employer les vertus de cette plante pour lutter contre l'appréhension, la nervosité, les difficultés d'endormissement, l'hypertension, les manifestations de l'angoisse et surtout les palpitations pour lesquelles elle est d'une très grande efficacité.

Pour les infusions, mettre 20 g de pétales secs pour 1/2 litre d'eau : boire 2 à 3 tasses par jour, surtout avant le coucher. On trouve aussi du vin d'aubépine, et des gélules.

Sensations, sentiments

Vous vivez des moments difficiles parce que les relations avec votre entourage sont conflictuelles. Plus que les raisons du conflit, c'est la perturbation de vos relations qui vous blesse. C'est comme si vous n'arriviez pas à prendre de la distance. Alors, de la part de ceux que vous aimez, un petit mot de travers ou bien un réel désaccord vous rendent malheureux. Pensez aussi à Aubépine si vous vivez une séparation mal acceptée : deuil, divorce, chagrin d'amour...

Guérison

La douleur cicatrisera doucement. Vous verrez les conflits ou les séparations avec plus de distance, plus de calme. Vous accepterez mieux votre remise en cause par ceux que vous aimez.

Enfant

Les situations de séparation sont fréquentes pour les enfants et ils doivent les subir. Aubépine se révélera efficace pour les enfants de divorcés, qui doivent passer de leur mère à leur père, un week-end sur deux. Ce sera aussi l'un des remèdes à avoir sous la main, au moment de l'adolescence, quand les chagrins d'amour alterneront avec les passions apparemment éternelles !

Basilic blanc
Ocimum basilicum

Identification botanique

De la famille des labiées, le basilic est bien connu des cuisinières. C'est l'ingrédient de base du pistou provençal et des fameuses sauces pour les pâtes italiennes ! Les fleurs, au sommet d'une tige de 40 cm, se groupent en un épi blanc. Les feuilles, d'un beau vert clair, brillant, une fois émincées, donnent un arôme incomparable aux sauces, salades, et crudités qu'elles aseptisent.

Phytothérapie

Plante magique par excellence, le basilic est associé au culte des énergies génératrices dans la religion hindoue. Traditionnellement, en Grèce et en Italie, le basilic possède un symbolisme à la fois funéraire et érotique. Quand les amoureux se querellaient, leur entourage leur faisait avaler des grandes salades de basilic ! Dans les traditions magiques encore utilisées aujourd'hui, le basilic entre dans la plupart des philtres d'amour. Les sorcières recommandent aux femmes amoureuses de se frotter le bas ventre avec des fleurs de basilic.

Pour votre consommation culinaire ou phytothérapique (et amoureuse !), préférez-le frais, car la plante sèche perd la plupart de ses propriétés. Tous vos plats, grâce au basilic, deviendront plus digestes. Le basilic est un tonique nerveux, un antispasmodique, un stomachique, un antiseptique intestinal, un sédatif, un pectoral... Il est conseillé dans les cas de nervosisme (surmenage intellectuel, angoisses, migraines, insomnies...), de coqueluche, de rhume, de nausées et de vomissements. Il est réputé comme aphrodisiaque léger. Le basilic favorise la lactation chez les femmes qui allaitent leur bébé. On l'utilise aussi en infusion, en friction et sous forme d'huile essentielle.

Sensations, sentiments

Vous n'arrivez pas à équilibrer vos pulsions sexuelles avec les autres composantes de votre vie, soit parce que vos exigences empiètent sur vos idéaux et vos pensées soit au contraire parce que vous pensez que votre libido reste trop terne.

Guérison

Il est conseillé que les deux partenaires prennent Basilic. Souvent, lorsqu'il y a un déséquilibre sexuel - trop fort besoin ou, au contraire, trop forte lassitude -, c'est qu'il y a un conflit latent ou bien ouvert. Rapidement, Basilic vous aidera à retrouver l'équilibre. Basilic est aussi efficace quand on est obsédé par des fantasmes sexuels récurrents ou désagréables : dans ce cas, prenez-le en association avec White Chestnut.

Enfant

Cet élixir ne correspond pas aux besoins des enfants sauf dans le cas où ils ont été perturbés par une scène choquante (cassette vidéo, relation sexuelle entre adultes...). Il est important, en plus du remède, de parler avec l'enfant afin que ne s'installe pas un sentiment de culpabilité ou de souillure. (À donner avec Crab Apple dans le cas d'une sensation de viol.)

Bourrache
Borago officinalis

Identification botanique

Sur les bords des chemins, dans les décombres, fleurissent des petites fleurs bleues aux cinq pétales en étoile, souvent cachées par de grosses feuilles poilues de couleur vert sombre. La bourrache peut atteindre 0,50 mètre. Sur une grosse tige, tout aussi poilue que les feuilles, partent des rameaux. Toute la plante se courbe sous le poids des boutons que l'on devine violets sous leur manteau vert et les petites fleurs bleues, plutôt que de se diriger vers le ciel, semblent regarder leurs pieds.

Phytothérapie

Alors que la plupart des plantes voient leurs propriétés médicinales s'accroître au séchage, la bourrache n'est active que fraîche. Cela limite donc son utilisation. Dommage, car elle est adoucissante, dépurative, diurétique et laxative. La meilleure manière de la consommer reste la salade ou la soupe : on ajoute le jus de ses feuilles à la soupe ou à la salade. Mais attention de bien filtrer car les poils sont irritants. Le jus de bourrache en externe, associé à celui du pissenlit, est un excellent «lait» tonifiant et démaquillant qui a la propriété d'éclaircir le teint de la peau. C'est sans doute à travers sa symbolique traditionnelle et dans son utilisation magique que l'on peut essayer de comprendre «l'essence» de la fleur. En effet, sa rude apparence et ses innombrables piquants en ont fait la plante du courage, de l'audace, de la protection. A chaque fois qu'un paysan devait affronter les éléments déchaînés ou tout simplement la colère de sa femme, il accrochait un petit bouquet de fleurs bleues à sa boutonnière. Mais la magie sait aussi jouer avec les contraires et la bourrache était également conseillée aux fanfarons, aux téméraires, à ceux qui érigeaient le courage en dogme.

Sensations, sentiments

Vous êtes timide et vous manquez de courage pour affronter les épreuves. Ou bien, au contraire, vous vous raidissez dans des choix audacieux, à la limite de l'absurde.

Guérison

Dans tous les cas, Bourrache vous aidera à doser le courage : soit à le trouver s'il vous manque, soit à vous méfier si vous en avez trop. Vous retrouverez le calme, la confiance, la clarté d'esprit qui vous permettra d'avoir une juste notion des choses. Vous ne surestimerez pas l'adversité. Vous ne la sous-estimerez pas non plus.

Enfant

C'est l'un des remèdes très utiles pour les enfants, surtout au début de leur scolarité ou à chaque fois qu'ils franchissent un cycle scolaire. Cet élixir peut être associé à toutes les Fleurs de Bach qui aident à lutter contre la peur.

Votre question, ma réponse

«À la mort de ma mère, je me suis remise en question. Elle n'avait pas été la maman affectueuse et compréhensive que j'aurais aimé avoir. En retour, mon attitude froide l'a sans doute fait souffrir plus que nécessaire. J'essaye d'être différente avec mes enfants, mais je crains de reproduire un schéma familial plutôt négatif.»

Nicole R. d'Albi.

Il n'y a pas de fatalité, surtout si vous avez conscience des lourdeurs qui ont pesé sur votre éducation. Il ne faut pas mélanger les marques d'affections et l'affection elle-même, même si celle-ci, pour s'épanouir et être vraiment partagée a besoin d'être montrée, explicitée. Bourrache vous aidera à être plus tendre, plus douce, plus démonstrative.

Grande camomille
Chrysanthenum parthenium

Identification botanique

C'est une sorte de petite marguerite à pétales blancs, entourant un cœur jaune. Il ne faut pas confondre la grande camomille ou camomille allemande et la petite ou romaine. C'est aux feuilles qu'on voit la différence. La camomille romaine (*Chamæmelum nobile*) possède des petites feuilles filamenteuses. La grande camomille a de grandes feuilles plates largement lobées. Toutes les deux sont des herbacées, vivaces, qui peuvent devenir ligneuses en vieillissant. Toutes les deux ont des qualités médicinales comparables, bien que la grande camomille soit plus puissante et surtout l'une des seules plantes réellement efficace contre les migraines. Mais c'est la camomille romaine qui est souvent préférée, tout simplement parce qu'elle est agréablement parfumée, alors que l'odeur de la grande camomille est plutôt désagréable. En élixirs floraux, les deux camomilles sont utilisées indifféremment.

Phytothérapie

La grande camomille est stimulante, tonique, digestive, antispasmodique, fébrifuge, antiseptique, vermifuge et insecticide. A ce propos, pour éliminer pucerons et autres parasites de votre jardin, vous pouvez pulvériser des décoctions concentrées de camomille : ça marche à tous les coups. L'intérêt, c'est que ce produit fait maison, totalement naturel, ne nuit ni aux plantations ni à votre santé. Les tisanes de grande camomille sont utilisées pour les troubles digestifs, les coliques nerveuses, les flatulences, l'aérophagie, les règles douloureuses. Si vous mâchez chaque matin des feuilles et si vous vous massez les tempes avec des boutons floraux (ou de l'huile essentielle de camomille), vous échapperez à vos incurables migraines et névralgies. Vous pouvez aussi utiliser l'huile essentielle avec précaution. La camomille, romaine ou allemande, a la réputation d'être également protectrice et purificatrice.

C'est pourquoi, dans de nombreuses régions, elle est semée autour des maisons.

Sensations, sentiments

Vous piquez facilement une colère. Le stress est un état quasi permanent. Cela peut même provoquer chez vous des ulcères ou des douleurs gastriques. Si vous êtes lunatique, avec des phases alternées d'apathie et de tension extrême, essayez aussi Camomille. A prendre également au cas où vous êtes tenté par les boissons alcoolisées ou si vous ne savez maîtriser votre consommation de cigarettes.

Guérison

Vous n'aurez même plus besoin d'essayer de vous maîtriser : vous resterez calme et vous saurez imposer vos vues sans sortir de vos gonds. Dans le cas de migraines qui, comme leur nom l'indique, sont des céphalées qui prennent la moitié du crâne et surtout si vous constatez que ces migraines sont liées à un stress ou une tension nerveuse, associez le remède phytothérapique (massage avec des boutons floraux et infusions) et le remède floral.

Enfant

Grâce à Camomille, les petits hyperactifs et lunatiques seront moins sujets à des sautes d'humeur. Semble intéressant aussi pour se « désintoxiquer » des édulcorants et additifs... tels qu'on les trouve dans les bonbons et autres confiseries chatoyantes.

Consoude
Symphytum officinale

Identification botanique

Elle pousse dans les zones humides (marécages, fossés). Le long de sa tige triangulaire, épaisse, poilue, s'opposent, deux à deux, des feuilles vert sombre, molles, poilues. Les fleurs sont des clochettes violet terne. On ne peut pas dire que la consoude soit particulièrement élégante. Elle n'a pas de parfum. Ce n'est donc pas le genre de fleurs des champs que l'on cueille pour en faire un bouquet.

Phytothérapie

L'arrivée des prothèses, des plâtrages et des pansements tout faits a sonné le glas de la grande consoude. Pourtant, pendant plus de 4000 ans, elle a rendu des services aux humains... surtout sur les champs de bataille. Car la consoude, qui doit son nom à ses propriétés, consolide les fractures et ressoude les plaies béantes. Le rhizome de la plante contient une substance, l'allantoïne, cicatrisante (utilisée dans de nombreuses crèmes dermatologiques) ainsi qu'un mucilage visqueux qui calme les brûlures et accélère la cicatrisation.

Sensations, sentiments

Vous vous sentez envahi par trop d'impressions sensorielles. Comme si votre cerveau ne pouvait tout gérer, tout accepter. Vous êtes donc en état de perpétuelle irritation, un peu comme lorsque l'on frotte sans arrêt une cicatrice. Vous êtes incapable de vous décontracter. Vous subissez une sorte de fatigue mentale qui nuit à votre équilibre physiologique.

Guérison

Vous retrouverez vos capacités intellectuelles. Vous augmenterez votre mémoire. Vous améliorerez vos réflexes. Consoude est recommandé aux personnes qui pratiquent des arts martiaux et autres sports de haut niveau, où la tension intense est suivie d'une détente musculaire rapide. En élixir composé, il s'associe bien avec Arnica, Star of Bethlehem et Scleranthus.

Enfant

Consoude peut être donné ponctuellement à un enfant trop excité par une journée où les activités se sont succédées à un rythme soutenu : anniversaire d'un copain, puis leçon de musique, puis cours de judo, puis retour à la maison pour découvrir l'arrivée imprévue des grands-parents... Enervé, il mangera peu ou mal, ne pourra pas s'endormir, se chamaillera avec son petit frère... alors qu'avec quelques gouttes de Consoude...

Votre question, ma réponse

«Mon fils de 12 ans vit une véritable déception amoureuse. Sa fiancée depuis la maternelle lui a annoncé qu'elle ne l'aimait plus "d'amour". À l'approche de l'adolescence, elle a bien compris que leur relation avait quelque chose d'un peu artificiel. Cette histoire pourrait prêter à sourire, mais mon petit garçon est inconsolable.»

Danièle J. de Haut-Villers.

Il n'y a pas d'âge pour un chagrin d'amour. Et les élixirs floraux sont vraiment des remèdes idéaux pour ces tristesses profondes. Dans un premier temps, donnez-lui Star of Bethleem pour qu'il puisse faire le deuil de cette situation choquante, inattendue et dramatique. Vous pouvez alterner avec Aubépine si vous pensez qu'il a besoin d'une grande douceur dans la consolation. Mais ce sera Consoude qui le réparera vraiment et le rendra plus fort.

Courgette
Cucurbita pepo

Identification botanique

La famille des cucurbitacées, originaire d'Amérique du Sud, comprend aussi bien les citrouilles que les potirons, les courges et les courgettes. La principale différence tient dans la taille. Les plants de courgette sont hauts d'environ 50 cm et donnent de beaux fruits verts, allongés. Les variétés de courgettes sont très nombreuses et les jardiniers savent que les meilleures sont les espèces non coureuses et buissonnantes. La fleur de courgette est jaune, plutôt molle. Les lobes de sa corolle sont pointus. Toutes les cucurbitacées, que ce soit chez les Amérindiens ou en Europe, sont considérées comme des symboles de la procréation, sans doute par association d'idée entre le ventre rebondi des futures mères et la rondeur des fruits. Les beignets de fleurs de courgette se mangent comme les beignets de fleurs d'acacia.

Phytothérapie

Toutes les cucurbitacées sont constituées d'eau, de beaucoup d'eau, jusqu'à 95%. Riches en provitamine A et en vitamines du groupe B, les cucurbitacées contiennent aussi du phosphore, du potassium et du magnésium. Bien pourvues en fibres, elles sont adoucissantes et laxatives. Peu calorique (autant que la laitue !), c'est l'aliment conseillé en cas de régime amincissant ! Mais l'une des particularités les plus originales des cucurbitacées tient dans leurs graines qui sont l'un des meilleurs remèdes contre les inflammations de la prostate et les difficultés de miction chez les hommes de plus de 50 ans. Les pépins de courge contiennent des stérols qui diminuent l'inflammation de la prostate et freinent l'expansion de ses tissus. On peut piler les graines et les avaler en les mangeant avec du miel. Bien plus facile et plus agréable, il existe, en pharmacies et en boutiques diététiques, de l'huile de graines de courge en gélules, en capsules ou en bouteille.

Sensations, sentiments

Vous voulez un enfant mais vous avez peur de la grossesse. Vous voulez vous lancer dans une activité artistique ou bien dans la vie professionnelle mais vous craignez de ne pas y arriver. Vous manquez d'assurance et les remarques apitoyées sur vos velléités vous font peur.

Guérison

Votre créativité, surtout si vous êtes une femme, s'épanouira : vous donnerez libre cours à votre imagination et à votre sens de l'organisation pour une nouvelle activité professionnelle ou artistique. Que vous soyez homme ou femme, votre sexualité s'équilibrera et si l'envie d'avoir un enfant se présente, vous ne chercherez plus les faux-fuyants pour repousser la belle aventure. Courgette a aussi un effet positif sur la colère due aux frustrations (ne pouvoir créer par exemple) ainsi que sur les dorsalgies chroniques.

Enfant

Courgette est un élixir très «doux», qui amène tranquillement les enfants à développer leurs capacités créatrices. C'est un élixir de bonne humeur... pour ne pas dire de bonheur.

Genêt
Cytisus scoparius

Identification botanique
Le genêt officinal ressemble à l'ajonc, le cytise et le genêt d'Espagne, trois papilionacées toxiques. Il faut être sûr de ses connaissances quand on en fait la récolte. Il s'agit d'un arbuste qui tend ses fins rameaux sur lesquels se répartissent des petites feuilles caduques. Les tiges principales sont anguleuses et striées longitudinalement. De mai à juillet, les fleurs jaunes s'épanouissent et transforment les landes en montagnes d'or.

Phytothérapie
Le genêt contient une substance tonicardiaque, vasoconstrictrice et diurétique, très utilisée par l'industrie pharmaceutique. En phytothérapie, on n'utilise que les fleurs en bouton, toxiques elles aussi, pouvant provoquer des vomissements. A doses raisonnables (infusions de 10 g de fleurs par litre d'eau), le genêt soigne la goutte, les problèmes urinaires, les hémorragies gynécologiques, les gingivites et les troubles pulmonaires. Il est fortement contre-indiqué aux hypertendus, aux personnes souffrant de palpitations ou de problèmes cardiaques. Dans les campagnes, le genêt à balai était considéré comme une plante protectrice, capable de chasser les tentations... surtout chez les femmes volages. Les sorciers utilisaient aussi le genêt pour chasser ou faire venir le vent... Toutes ces utilisations symboliques se rapprochent de l'apparence et de la fonction des branches de genêt, celles d'un balai !

Sensations, sentiments
Vous vous sentez comme dans une tempête : les courants, les vagues et le vent vous assaillent. Vous risquez d'abandonner ou de sombrer dans le désespoir.

Guérison
Vous allez reprendre confiance ! Vous comprendrez

l'utilité (s'il y en a une) des épreuves. Plutôt que les affronter, vous allez changer doucement de cap, pour mieux le tenir et ne pas prendre en pleine figure les embruns et les rafales.

Enfant

Les enfants sont peu concernés par le genêt, sauf quand le sort s'acharne sur eux : maladies à répétition, problèmes familiaux...

Votre question, ma réponse

«J'ai l'injustice en horreur et j'ai vraiment imaginé qu'un changement politique était possible. Mais le parti que je soutiens a perdu les élections. Cette défaite fait suite à d'autres. Et là j'en ai assez. Je me dis que les "gens" ne méritent pas qu'on s'intéresse à eux. Je deviens cynique. Je voudrais oublier cette déception en m'investissant dans l'humanitaire. Mais je crains d'être déçu à nouveau, de découvrir que des gens profitent du système...»

André P. de Fontainebleau.

Votre sentiment de frustration et de révolte est constamment alimenté par des nouvelles lointaines ou proches qui vous touchent. Attention, dans votre envie d'un monde meilleur, de ne pas vous laisser embarquer dans le discours d'un manipulateur qui utiliserait votre propension à la compassion. Genêt augmentera votre vigilance et votre clairvoyance.

Iris

Iris germanica - Iris versicolor

Identification botanique

Présente sur tous les continents, haute de près d'un mètre, serrée entre ses longues feuilles, comme par une jupe plissée, la plante affectionne les zones humides. Cette jolie fleur bleue des jardins, au port très féminin, faisait partie, dans l'Antiquité, du rite funéraire. Les défuntes grecques étaient guidées par la déesse Iris, en hommage desquelles on plantait... des iris.

Phytothérapie

On utilise la racine dont les principes actifs sont l'iridine, un triterpène, des tanins, une huile essentielle et de l'acide salycilique. Déjà les Indiens d'Amérique du Nord l'utilisaient comme plante médicinale pour ses propriétés antalgiques, purgatives, diurétiques. Les Blancs lui découvrirent une action sur le foie et la bile. Elle a une efficacité certaine sur les affections cutanées (eczéma, acné), les maux de tête, le syndrome prémenstruel, et les problèmes digestifs. A doses trop concentrées, l'iris peut provoquer des vomissements. La contre-indication majeure concerne les femmes enceintes. On l'utilise sous forme de teinture mère (10 gouttes dans un verre d'eau, 3 fois par jour) ou bien en infusion de racine séchée et râpée (100 g par litre d'eau).

Sensations, sentiments

Vous hésitez avant de vous lancer dans une activité artistique ou bien vous avez besoin d'un stimulant pour activer vos capacités créatrices.

Guérison

Iris lève la frustration qui bloque l'envie de se lancer. Finie la page blanche, finies les hésitations sur le choix d'un matériau ou d'un outil.

Enfant

Les enfants se posent rarement des questions sur leurs envies de dessiner, de peindre ou de jouer d'un instrument. Mais lorsque l'activité devient régulière, il y a une petite baisse d'intérêt, une chute d'attention, un découragement même. C'est le moment de leur donner Iris.

Votre question, ma réponse

«J'ai monté une petite société d'installation de cuisines. Au début j'ai trouvé ça amusant, facile et rémunérateur. J'ai deux ouvriers avec moi et mon carnet de commandes est bien rempli. Aujourd'hui je regrette la vraie menuiserie, mon ancien métier, celle qui me faisait toucher du vrai bois.»

Jean-Luc de Bourges.

Prenez Honeysuckle pour faire honnêtement le point. N'êtes-vous pas en train de vous fabriquer une petite nostalgie bien pratique ? Quand vous étiez menuisier, vous fabriquiez réellement les meubles que vous vouliez ? Une fois que, grâce à Honeysuckle, vous avez fait le point sur le passé, prenez l'élixir Iris pour voir les choses en face : avoir créé 3 emplois dont le vôtre, n'est-ce pas digne d'intérêt ? La satisfaction d'une cuisine bien montée, est-ce méprisable ? Et qui vous empêche de consacrer votre temps libre à la sculpture sur bois ou à l'ébénisterie ? Alors, pas de regret, 4 gouttes d'Iris 4 fois par jour et c'est parti pour retrouver le goût de la création !

Lavande
Lavendula officinalis

Identification botanique

La lavande répand dans l'atmosphère provençale un doux parfum d'été. Cette plante adore le soleil et la sécheresse. Il suffit de couper les fleurs bleues, de les faire sécher à l'ombre et puis, quelques jours plus tard, de les battre pour en faire tomber les fleurs.

Phytothérapie

Très riches en huile essentielle, les fleurs de lavande calment la nervosité et soulagent les maux de tête. Les tisanes sont apaisantes et digestives. Faites infuser une cuillère à café de fleurs sèches dans une tasse d'eau chaude pendant 10 minutes. On dit aussi qu'un sachet de fleurs de lavande placé dans l'oreiller calme les migraines et facilite le sommeil. Vous pouvez également utiliser les fleurs pour préparer une huile réputée pour soulager les douleurs rhumatismales : mettez 50 g de fleurs sèches dans un flacon, ajoutez un demi-litre d'huile d'olive et laissez macérer au soleil pendant une semaine en secouant chaque jour. Filtrez et conservez cette huile dans un flacon bouché à l'abri de la lumière. Utilisez cette huile en massages des zones douloureuses.

Sensations, sentiments

Vous sentez en vous des tensions. Vous avez du mal à vous endormir. Un malaise permanent vous rend nerveux, sans que vous sachiez en distinguer les raisons. Vous êtes hypersensible. Vos pensées oscillent entre une certaine spiritualité, une envie de pureté et les contingences matérielles.

Guérison

Vous retrouverez le calme. Vous échapperez progressivement à ce manichéisme simpliste qui consiste à associer le matériel au mal, à la tentation et le spirituel, inatteignable, au bien. Vous ne vous sentirez plus obligé de choisir entre le corps et l'esprit, comprenant que les deux sont liés.

Enfant

Cet élixir est rarement utile pour les enfants et convient mieux aux adolescents, qui défendent de grands idéaux sans prendre en compte les contraintes de la vie. Discours parfois un peu énervant pour les parents.

Mauve
Malva sylvestris

Identification botanique
Cinq pétales, écartés comme des doigts, une jolie couleur mauve, des feuilles qui ressemblent un peu à celles de la vigne, une tige poilue qui s'efforce de ne pas ramper, tendant mollement ses fleurs vers le ciel… vous n'aurez aucun mal à reconnaître la mauve dans les décombres, au bord des chemins, en lisière de forêt. La mauve a toujours été l'objet de rituels magiques. Les Grecs pensaient qu'elle permettait à l'âme de s'élever, de s'affranchir des pesanteurs terrestres. Aujourd'hui, elle fait toujours partie des plantes utilisées dans les cérémonies d'exorcisme et pour la confection des onguents d'amour.

Phytothérapie
La mauve a longemps été un légume apprécié par les Romains. En salade, elle leur permettait de digérer leurs orgies ! Très rapidement, elle s'est imposée comme une plante médicinale de première importance, toujours en bonne place dans le jardin des monastères. Adoucissante, laxative, pectorale, diurétique, elle est utilisée en interne pour soigner la constipation chronique, les problèmes ORL dont l'asthme et la grippe. En usage externe, elle fait parfois des miracles sur les dermatoses et les vaginites. On en boit des infusions (une poignée de fleurs sèches par litre d'eau) à volonté dans la journée. En externe, ce sont les feuilles qui sont utilisées en cataplasme. Un petit truc contre les piqûres de guêpe : appliquez immédiatement du suc de mauve.

Sensations, sentiments
Vous avez peur de vieillir. Vous refusez les rides. La ménopause ou la retraite sonnent comme le glas. Cette crainte de vieillir, paradoxalement, accélère votre vieillissement en augmentant vos tensions internes. Il s'agit souvent

de fierté ou d'orgueil mal placé. Vous pouvez vous plaindre de trous de mémoire.

Guérison

Avec la confiance en vous, vous retrouvez la sérénité, le calme. Votre esprit semble rajeunir. Vous êtes plus vif. Vous attachez moins d'importance à une éternelle jeunesse artificielle.

Enfant

Les enfants ne sont pas concernés par Mauve.

Millepertuis
Hypericum perforatum

Identification botanique

L'hypericum, herbe de la Saint-Jean ou millepertuis, peut atteindre 1 m de haut. Les fleurs ont cinq pétales jaune vif et de grandes étamines. Les feuilles ont la particularité de présenter des petites vésicules rougeâtres transparentes, d'où le mot «millepertuis» qui signifie «mille ouvertures». Son odeur, un peu forte, est très particulière. Prolifique, il pousse au soleil et préfère un sol drainé : chemins, jardins, prairies, clairières.

Phytothérapie

Le millepertuis, stimulant, apéritif, astringent, diurétique et fébrifuge, possède un fort pouvoir antiseptique, anti-inflammatoire, antibiotique et antiviral. Les utilisations du millepertuis sont donc très nombreuses : problèmes nerveux, circulatoires, digestifs, cardiaques ou respiratoires, cystites et infections urinaires, constipation et troubles hépatiques, piqûres d'insectes, coups de soleil, cicatrisation des plaies... Mais les principales indications du millepertuis, ce sont les insomnies, les angoisses et la déprime. En Allemagne et dans plusieurs pays anglo-saxons, le millepertuis est devenu un traitement de routine pour lutter contre les dépressions. En homéopathie, l'*Hypericum perforatum* (nom latin du millepertuis) est conseillé dans les traumatismes des terminaisons nerveuses, les douleurs qui remontent à partir d'une plaie, les douleurs dentaires, les nausées, les hémorroïdes, les douleurs anales et l'indigestion.

Sensations, sentiments

Vous êtes extraverti ou bien, par vos implications dans la vie locale ou professionnelle, vous êtes exposé à tous les coups. Autre source de malaise possible ; des conflits ou des situations passées que vous cherchez à oublier et qui ressurgissent à l'improviste. Cet élixir peut aussi être profitable à ceux qui ont eu une enfance difficile sous la férule d'une mère dominatrice ou cruelle.

Guérison

Vous devenez moins sensible aux influences extérieures et aux coups. Vous vous faites une carapace tout en restant ouvert à ceux qui ne vous agressent pas. Millepertuis peut aussi être donné aux personnes qui ont peur de franchir un cap : retraite, ménopause...

Enfant

Millepertuis est conseillé à un enfant qui souffre d'énurésie (pipi au lit) et même à un adulte qui, enfant, a longtemps fait pipi au lit. Autre cas où le remède se montre efficace : peur d'aller dormir, peur du noir...

Votre question, ma réponse

«Je sais que j'ai besoin de lumière mais mes yeux trop clairs ne la supportent pas. Je suis souvent avec des lunettes noires qui me protègent physiquement du soleil mais aussi des autres.»

François T. de Anvers.

Certes vos yeux sont fragiles, mais les larmoiements sont souvent un signe, en psychanalyse, d'un individu qui refuse de regarder son passé en général et plus particulièrement les relations avec sa mère quand il était petit. Il y a tout un travail à faire en psychanalyse ou en hypnose médicale de type « Ericson » ou autre. Millepertuis vous permettra de franchir la première étape pour, progressivement, supporter l'agressivité de la lumière.

Ortie
Urtica dioica

Identification botanique

Les orties font partie de l'ordre des urticales dans lequel on trouve les ormes, le houblon... et le cannabis. L'*Urtica dioïca* ou grande ortie peut dépasser 1,50 mètre et possède de longues racines rampantes. On la trouve dans les terrains incultes, les friches, les ruines. Ses feuilles, opposées par deux, d'un beau vert, sont attachées à une tige de section quadrangulaire. Elles sont ovales, fortement dentelées et munies de poils, les fameux poils qui piquent ! En fait, ces poils sont de minuscules et fragiles ampoules qui renferment des acides, comparables à ceux contenus dans le venin de certains insectes ou serpents, substances particulièrement efficaces pour lutter contre de nombreux maux.

Phytothérapie

Les chimistes ont découvert la plupart des principes actifs : des acides gallique, acétique et formique ; des flavonoïdes, de l'histamine, de la sérotonine, des tanins et des phytostérols ; de l'acetylcholine (vasodilatateur puissant des capillaires) et de la chlorophylle, reconstituant, ainsi qu'un antibactérien dont la constitution chimique est proche de l'hémoglobine du sang. Les orties sont aussi très riches en oligo-éléments et en vitamines.

Tonique et astringente, dépurative et anti-infectieuse, diurétique et antirhumatismale, l'ortie prévient la plupart des maux les plus courants et les soulage : goutte, arthrose, anémie, troubles circulatoires et digestifs, transit intestinal irrégulier, infections urinaires, ulcères gastriques... Conseillée pour lutter contre les rhumatismes, la fatigue, la baisse du désir sexuel, les problèmes digestifs et pour lutter contre la déminéralisation et l'ostéoporose - grâce à sa richesse en silice et en calcium -, l'ortie permet aussi de lutter contre les troubles de la ménopause : bouffées de chaleur, maux de tête, baisse de la libido. Les hommes, quant à eux, ne devraient pas non plus hésiter à en faire régulièrement des cures de tisanes ou de salades. Une étude récente a montré que les racines d'orties pouvaient réduire jusqu'à 70 % une hypertrophie de la prostate.

Sensations, sentiments

La grande caractéristique de cet élixir, c'est son côté «famille» ou «dynamique de groupe». Ortie «met de l'huile» dans les rouages d'un relationnel régulier. Quand le père ne supporte plus les criailleries de ses enfants, quand la mère se sent débordée par des tâches répétitives et la mauvaise volonté des enfants ou de son mari, quand les dissensions commencent à opposer les époux, il est bon que chacun prenne quelques gouttes d'Ortie.

Guérison

Dans le groupe ou la famille, Ortie permet de mieux comprendre l'autre et de retrouver des réflexes solidaires. Elle renforce la communication : les choses sont dites et ressenties sans agressivité ni rejet. Au niveau individuel, Ortie augmente la réactivité, le tonus, la détermination. Un mieux-être physique se ressent assez rapidement : calme, meilleure digestion, tonus et aussi, parfois, ralentissement des phénomènes allergiques inexplicables.

Enfant

Très conseillé aux enfants (et à leurs parents) quand les familles se déchirent ou tout simplement quand les frères et sœurs se chamaillent, par jalousie ou excès de nervosité.

Pissenlit
Taraxacum officinalis

Identification botanique

Le *Taraxacum* (en latin) ou tête de moine ou dent-de-lion est facile à reconnaître avec ses belles fleurs jaunes et ses plumeaux sphériques de graines. Il pousse partout et fait la joie des enfants. Jeune, il est délicieux en salade, cuite (la fameuse salade ardennaise) ou crue. Et comme un bonheur ne vient jamais seul, c'est une plante médicinale qui soigne efficacement une grande panoplie de maladies.

Phytothérapie

Le pissenlit est resté discret dans l'Antiquité car on n'a que peu de traces dans les anciens écrits. Il apparaît rarement dans les grimoires magiques. Sans doute paraissait-il trop commun. Les symboles autour du pissenlit correspondent soit au soleil, puisque la fleur est jaune et sphérique, soit au vent et à la dispersion : dispersion des années, des sentiments... A chacun de choisir son symbole selon son optimisme ou son pessimisme. Fortement diurétique, le pissenlit nettoie les reins, le système urinaire et le foie. Il lutte efficacement contre les insuffisances hépatiques, l'hypercholestérolémie, les infections urinaires ainsi que contre le surpoids... et même la cellulite ! En effet, il «nettoie» le sang et permet de mieux éliminer la rétention d'eau. La seconde grande indication du pissenlit, ce sont les douleurs rhumatismales. En traitement externe, le pissenlit a des propriétés cicatrisantes et adoucissantes. Il fait disparaître verrues et taches de rousseur. On consomme les feuilles en salade et les racines séchées en tisane (50 g de plante pour 1 litre d'eau).

Sensations, sentiments

Vous avez du mal à vous concentrer, et tendance à vous éparpiller. Vous pouvez aussi avoir tendance à abuser de l'alcool, du tabac, du café ou de toute autre substance pour augmenter votre «rendement». Vous vous sentez bloqué, même à tort, par votre entourage, votre vie familiale, les collègues : vous les tenez pour responsables de vos difficultés.

Guérison

Rapidement, vous arriverez à vous restructurer, vous organiser et vous serez plus efficace. Vous diminuerez sensiblement les excitants qui accroissent votre stress. Votre relationnel s'améliorera. Vous n'aurez plus cette impression d'être pris au piège. En massage, dilué dans une huile d'olive première pression à froid, vous sentirez les tensions s'évanouir.

Enfant

Convient parfaitement aux enfants, notamment dans la période 8-11 ans, où leur esprit et leur curiosité sont sans cesse sollicités. Or à cet âge, les bases d'une structuration émotionnelle sont importantes pour affronter les prochains bouleversements de la puberté.

Romarin
Rosmarinus officinalis

Identification botanique

Ce petit arbrisseau qui pousse à l'état sauvage un peu partout dans le sud de la France a des tiges arrondies et des feuilles bicolores : vert foncé sur la face supérieure, blanches en dessous. Les fleurs sont bleu pâle, tirant parfois sur le violet ou le blanc. Dans les climats chauds, le romarin fleurit à peu près toute l'année. Dans les lieux plus frais, il s'épanouit en juin et en juillet.

Phytothérapie

Le romarin faisait partie des plantes funéraires dans l'Antiquité. Sans doute à cause de son parfum développé et de son action puissamment bactéricide. Le romarin a toujours fait partie de la pharmacopée populaire, dans tous les pays méditerranéens. Il apparaît dans tous les rituels de guérison qu'ils soient magiques ou religieux.

Alors que la plupart des plantes agissent spécifiquement sur le foie (action cholérétique) ou sur la vésicule (action cholagogue), le romarin présente l'avantage d'agir sur ces deux organes. C'est-à-dire qu'il active la sécrétion de la bile et accélère en même temps son élimination. La bile jouant un rôle capital dans la digestion des graisses, le romarin permet ainsi une accélération de la digestion. Il est donc tout à fait indiqué en cas de somnolence après les repas, ballonnements, flatulences et infections intestinales... car, en plus, il est bactéricide et antiseptique. Il a également démontré son utilité en cas de spasmes, qu'ils soient d'origine digestive ou respiratoire et c'est un protecteur du foie. Le Dr Valnet insiste aussi sur son action tonifiante qui le fait recommander en cas de fatigue, de surmenage physique ou intellectuel.

On l'utilise pour toutes ces indications sous forme d'infusion de feuilles ou de fleurs. Il suffit de mettre une cuillère à dessert de plante dans une tasse d'eau bouillante et de laisser infuser 10 minutes avant de filtrer et de boire.

En général, on conseille d'en prendre une tasse après le repas, midi et soir.

Sensations, sentiments

Vous êtes maussade, blasé. Ou bien vous vous sentez éteint, sans vitalité. Vous vous assoupissez parfois au cours d'une conversation, devant la télévision, ou même à la fin d'un repas. Vous vous plaignez de trous de mémoire. Vous oubliez des détails ou vous perdez vos clés, vos lunettes, votre porte-monnaie...

Guérison

Ces sensations d'aphasie et de perte de mémoire sont particulièrement fréquentes chez les personnes âgées ou bien chez les personnes intellectuellement surmenées. Romarin les aidera à garder confiance en leurs méninges.

Enfant

Cet élixir n'est pas particulièrement destiné aux jeunes enfants. On peut le proposer aux étudiants qui travaillent d'arrache-pied pour leurs examens et qui ont la sensation de ne rien retenir.

Sauge
Salvia officinalis

Identification botanique

Plante sacrée des Grecs anciens, la sauge pousse dans les rocailles et aime les sols secs. Très fréquent autour de la Méditerranée, cet arbrisseau de 30 cm à 60 cm s'acclimate partout, à condition d'avoir un peu de soleil et pas trop d'eau. On reconnaît la sauge à ses feuilles persistantes épaisses, larges et oblongues, de teinte vert-blanchâtre, et à ses fleurs bleu-violet. Son odeur est également très caractéristique, comme celle de toutes les plantes aromatiques. Si vous frottez une feuille au creux de votre main, vous sentirez immédiatement l'arôme de la sauge, puissant.

Phytothérapie

En latin, *Salvia* signifie «plante qui sauve». Pour les Grecs et les Romains, la sauge sauvait non seulement le corps des maladies mais aussi l'âme des péchés, d'où sa grande importance dans les rites magiques et funéraires. Excellent tonique, la sauge est à la fois digestive, stimulante du foie et de l'estomac, réputée pour calmer les douleurs des rhumatisants, combattre la fatigue nerveuse, l'excès de transpiration, la dépression, les infections respiratoires et les irrégularités menstruelles... Bref, il est peu de domaines dans lesquels elle ne soit pas bénéfique et c'est sans doute pour cela qu'au fil des siècles elle a toujours conservé la réputation justifiée de «reine des plantes médicinales». Les seules véritables contre-indications à l'emploi de la sauge sont la grossesse et l'allaitement. Les avis sont également partagés en ce qui concerne les cancers féminins (utérus, sein) car la sauge est très riche en phyto-œstrogènes, ce qui lui confère par ailleurs un grand intérêt en cas de règles douloureuses ou irrégulières, de ménopause, et comme facteur de fertilité féminine.

Pour la tisane, il suffit de faire infuser une cuillère à café de feuilles sèches dans 20 cl d'eau chaude pendant 10 minutes et de filtrer. Ne mettez jamais la plante en contact avec du fer : utilisez une casserole émaillée. Cette infusion donne également de bons résultats en cas de déprime et de déséquilibre nerveux, chez l'homme et la femme.

Sensations, sentiments

Vous avez du mal à vous détacher des préoccupations matérielles. Ce qui fait que vous êtes rapidement contrarié : un accrochage en voiture, une tuile tombée du toit, une fuite d'eau, l'antenne télé déréglée... Tous ces petits problèmes vous bouleversent alors qu'ils finissent tôt ou tard par s'arranger.

Guérison

Sauge vous permettra de prendre vos distances vis-à-vis des petites «galères» de l'existence. Vous saurez relativiser par rapport à des événements personnels, familiaux ou même de société autrement plus intéressants. Sauge est aussi conseillé dans le cas douloureux des personnes en fin de vie, qui ont peur de la mort.

Enfant

Sauge est souvent conseillé dans la confection des élixirs composés, en association avec Chestnut Bud. L'enfant saura mieux coordonner son mental et son physique. Ce qui est très important dans toutes les phases d'apprentissage (lecture, musique...).

Tilleul
Tilia platyphyllos

Identification botanique

Il existe deux sortes de tilleuls : à grandes ou à petites feuilles. Le tilleul utilisé pour le remède est le *platyphyllos* à grandes feuilles. On les distingue surtout par la floraison plus précoce de 15 jours du *platyphyllos*. L'arbre, majestueux, atteint 40 mètres, surtout s'il est isolé, planté dans un sol riche et bien drainé. Il pousse partout en Europe et en Asie Mineure. Les feuilles sont en forme de cœur. Les fleurs, crèmes, attachées entre elles, ne durent qu'une semaine ou deux.

Phytothérapie

Le tilleul est un arbre vénéré par toutes les civilisations. On le retrouve dans les mythologies grecque, latine, germanique... Il est symbole de vérité, sincérité, sagesse. En fleurs, le tilleul répand dans l'atmosphère une douce odeur de miel. Les fleurs de tilleul possèdent des vertus calmantes et antispasmodiques depuis longtemps démontrées. Sédatives du système nerveux, elles facilitent également la digestion et ont de tous temps permis à des insomniaques de s'endormir sans aucune drogue, avec une simple tisane inoffensive et naturelle. Moins connues que son effet calmant, les vertus anti-grippe du tilleul sont pourtant incontestables. Il favorise la transpiration, calme les maux de reins, les courbatures et le mal de tête typiques des refroidissements. On conseille alors deux tasses d'infusion par jour. Autre remède particulièrement efficace, la décoction d'aubier de tilleul, qui est la seconde écorce de l'arbre. Pour éliminer les calculs les plus résistants, on fait une tisane concentrée d'aubier de tilleul à boire dans les 48 heures. Le goût est détestable mais le remède souverain. Le meilleur tilleul pour ce remède est celui du Roussillon, cueilli d'une certaine manière à une certaine saison : il vaut mieux acheter la tisane en pharmacie ou en boutique diététique.

Sensations, sentiments

Cet élixir s'adresse surtout aux femmes qui ont un blocage affectif avec leur enfant. Vous vous sentez en retrait, froide. Par vos principes éducatifs ou sociaux, ou bien par une rigidité interne ou bien encore par une souffrance liée à votre passé, vous ne savez pas donner à vos enfants l'affection dont ils ont besoin. A tout âge, pour les femmes comme pour les hommes, Tilleul aide aussi à resserrer les liens entre parents et enfants.

Guérison

Vous retrouverez votre sentiment maternel. Vous deviendrez plus protectrice, plus calme, plus forte, plus sereine. En prévention, pendant la grossesse, Tilleul renforcera les liens avec votre enfant. A l'âge adulte, pour les hommes et les femmes, Tilleul aidera à régler en douceur les anciens conflits parents-enfants.

Enfant

Cet élixir peut aider les adolescents quand se crée un fossé entre les générations. Tilleul les aidera à mieux communiquer. Mais dans ce cas, il est préférable de l'associer dans un remède composé avec des élixirs qui correspondent plus particulièrement à l'humeur et au problème de l'enfant.

Valériane
Valeriana officinalis

Identification botanique

La valériane peut atteindre un mètre de haut. Ses feuilles sont divisées en de nombreuses folioles pointues et ciselées, ses petites fleurs blanc rosé sont groupées en haut de la tige. Elle aime les sols frais et humides mais ne pousse pas au-dessus de 1000 mètres. Elle développe de longues racines, précieuses pour leurs vertus traditionnellement reconnues. On cultive de la valériane en plein champ, puis, la deuxième année, on arrache les racines que l'on nettoie et que l'on fait sécher. En séchant, elles prennent une odeur très reconnaissable (et peu agréable) que les chats adorent (d'où son surnom d'herbe-aux-chats), et surtout, se chargent des principes actifs qui font leur réputation.

Phytothérapie

Son nom vient du latin *valere* qui signifie «bien se porter»... Cette fleur le mérite car elle peut réellement vous permettre de vivre mieux en vous aidant à retrouver un sommeil réparateur. Depuis les temps les plus anciens, Grecs, Arabes et Chinois préparaient la valériane pour soigner la toux, l'asthme, la goutte et la rétention d'eau. Les Indiens du Mexique et de Basse-Californie, quant à eux, la consommaient avant leurs expéditions pour prévenir la fatigue. Mais c'est en 1592 qu'un certain Fabio Colonna lui donna une tout autre dimension ! Car la valériane l'avait débarrassé de son épilepsie. A partir de ce jour, la valériane fut couramment prescrite comme antispasmodique. Au début de notre siècle, les médecins la conseillaient pour vaincre les névroses, la tristesse, les maux d'estomac, le hoquet... Et aujourd'hui, après avoir été étudiée scientifiquement, analysée et testée, la racine de valériane est fréquemment utilisée contre les problèmes de sommeil. Aujourd'hui, on l'utilise surtout en gélules car la tisane est vraiment désagréable au goût.

Sensations, sentiments
Vous êtes superstitieux. Vous vous sentez influencé par des forces invisibles. Ou bien vous êtes réellement très sensible aux différents mouvements de la lune. Vous êtes souvent anxieux, stressé, hypersensible.

Guérison
Valériane vous rééquilibrera émotionnellement, vous renforcera, vous donnera un calme intérieur. Vous ne sauterez plus au moindre bruit. Et vous n'accuserez plus un signe ou une configuration astrologique. Vous aurez à nouveau les pieds sur terre.

Enfant
Dans certains cas d'énervement lié à des conditions météorologiques (neige, vent fort, Pleine Lune...) ou de pâleur, de frayeurs, Valériane peut faire partie d'un remède composé.

Votre question, ma réponse

«Je suis une créatrice hyperactive, sans doute fatigante pour ma famille. Mais si je me "soigne", ou si je rééquilibre mes émotions, je risque de perdre de mon dynamisme ou de mon inventivité.»

Chloé B. de Paris.

Ne vous plaignez pas si votre entourage vous fuit et ne vous étonnez pas si les relations avec les autres sont difficiles ou embrouillées. Valériane vous aidera à retrouver le calme indispensable pour vous et les autres. Et, pour rassurer, je terminerai en répétant que non seulement les élixirs ne tariront pas votre inventivité mais vous permettront de mieux canaliser votre énergie pour donner plus de puissance, plus de profondeur à vos créations.

5
ELIXIRS DU MONDE ENTIER

Comme partout au monde, en Australie, en Amérique, en Afrique du Sud, les élixirs floraux utilisés sont pour la plupart des Fleurs de Bach. Certaines créations locales sont très proches des élixirs français. Ainsi, dans les élixirs américains, on trouve Angélique (Angelica) ou Romarin (Rosemary). De même que dans la gamme des élixirs français, sont proposés Tomato ou Zinnia, deux élixirs «majeurs» élaborés en Amérique et en Afrique du Sud.

Dans ce chapitre ont surtout été sélectionnés des élixirs bien particuliers, fabriqués à partir de plantes que l'on ne trouve pas en France ou préparés selon des techniques tout à fait originales.

Les élixirs australiens

Il existe une centaine d'élixirs australiens, créés pour la plupart par Ian White, homéopathe et naturopathe de talent. Ian White est le descendant de cinq générations d'herboristes, découvreurs de la plupart des plantes médicinales australiennes. Ian Smith, déjà tout petit, parcourait le «bush» avec sa grand-mère pour apprendre la phytothérapie. Il est considéré comme l'un des nouveaux créateurs d'élixirs les plus talentueux.

Bottlebrush
Callistemon linearis

Identification botanique

Cet arbuste australien, toujours vert, fait partie des plantes ornementales et fréquentes vivant sous un climat doux. Il est très voisin du *Callistemon speciosum* et du *Callistemon lanceolatus*. Ses branches se couvrent de fleurs formant un épais ensemble cylindrique, bien coloré par les filets staminaux rouges, et terminé par une touffe de feuilles.

Sentiments et sensations

A chaque étape importante de votre vie (puberté, entrée dans la vie active, mariage, grossesse, maternité, paternité, mariage de vos enfants, divorce, ménopause, retraite, vieillesse prolongée...), vous vous sentez dépassé, submergé, incapable de franchir le pas.

Guérison

Avec Bottlebrush, vous utiliserez les changements apparemment douloureux ou perturbants pour avancer. Vous saurez vous accepter tel que vous êtes et cela vous donnera plus de force pour balayer le passé. Ian White, le créateur de cet élixir, précise : Bottlebrush «aidera pendant la grossesse et, après la naissance, il renforcera les liens mère enfant. Dans bien des cas, il suffit de prendre cet élixir une semaine seulement.»

Bush Fuschsia

Epacris longiflora

Identification botanique

En France, cette plante d'origine australienne, très rustique, est cultivée dans les parcs comme les bruyères, sur des sols acides. Ses fleurs sont violacées, bigarrées au sommet. Elle peut produire des baies comestibles.

Sentiments et sensations

Vous vous sentez comme éteint, déconnecté des réalités. Vous ignorez vos propres ressources intérieures ou vous ne savez pas les exploiter. Vous avez l'impression de ne pas avoir d'intuition.

Guérison

Vous arriverez à un équilibre entre la logique et la créativité. Vous retrouverez à la fois une clarté d'esprit et une intuition. Vous aurez le courage de croire en vous et de l'affirmer.

Busch Gardenia

Gardenia megasperma

Identification botanique

Les gardénias font partie de la famille des rubiacées. En Europe, on trouve plus facilement le *Gardenia jasminoides* qui peut mesurer jusqu'à un mètre et produit de magnifiques fleurs blanches. Le *Gardenia megasperma* est un arbre tropical qui peut atteindre 13 mètres. Son feuillage vert foncé ressemble à celui de l'eucalyptus. Sa culture exige une eau et une terre non calcaires, un climat chaud et humide. En Europe occidentale, on peut le cultiver en serre chaude. En Australie, il est fréquent dans les jardins : il est alors taillé et reste arbustif. Ses fleurs blanches, souvent doubles, aux nombreux pétales en étoile, sont très parfumées et peuvent même provoquer des maux de tête. Bien entendu, l'élixir est préparé à partir des fleurs sauvages.

Sentiments et sensations

Vous ne comprenez pas pourquoi vous êtes dans une impasse dans vos relations avec les autres. Nombriliste, vous êtes dans une période où tout est ramené à votre intérêt. Tout est jugé, jaugé avec vos propres critères. Parfois vous en avez conscience, mais vous n'arrivez pas à vous départir de cette façon de penser ou d'agir.

Guérison

Peu à peu, vous arriverez à vous tourner vers votre interlocuteur. Vous penserez d'abord à ses besoins, à ses envies, avant de vouloir lui apporter une solution toute prête. Cette nouvelle écoute vous procurera une nouvelle ouverture d'esprit. Et, de façon naturelle, les autres auront tendance à agir de la même façon avec vous. Ils vous écouteront et trouveront plaisir en votre compagnie.

Dagger Hakea
Hakea teretifolia

Identification botanique

De la famille des protéacées, proche de l'*Hakea suaveolens*, cette plante est originaire du Queensland en Australie. Elle est aussi cultivée dans les jardins méditerranéens ainsi que dans les serres. Sur ses feuilles, pennées aux divisions en lanières linéaires, pousse une curieuse barbe en forme d'aiguilles. Ses fleurs blanches et odorantes sont disposées en épis.

Sentiments et sensations

Vous en avez «plein le dos». Vous avez «du mal à avaler» paroles, agissements ou comportement de vos proches. Vous éprouvez de la rancune. Vous avez des «comptes à régler». Parfois, cela vous met dans des grandes colères. Parfois, vous ruminez votre rancune.

Guérison

Vous attacherez moins d'importance aux détails. Vous comprendrez mieux les raisons qui ont poussé une personne à vous faire du mal. Vous serez plus tolérant. Vous aurez plus de facilité à exprimer vos rancœurs, vos reproches et quand vous le ferez, vous saurez comment ne pas blesser, comment ne pas envenimer la situation.

Freshwater Mangrove
Barringtonia acutangula

Identification botanique

Cet arbre à fleurs apprécie les marais dans le nord du territoire australien. Il existe une espèce très proche (*Barringtonia asiatica*) qui pousse dans les dépressions inondables du Cambodge. On le trouve aussi dans de nombreux pays tropicaux. Dans ce milieu périodiquement inondé, la couronne du *Barringtonia acutangula* reste seule émergée. Il résiste bien aux vents et aux embruns. Les feuilles sont grandes et brillantes. Les boutons, en forme de tulipe blanche, s'épanouissent la nuit. Jetant leurs étamines roses qui tombent dans la matinée, les fleurs jaillissent comme le bouquet final d'un feu d'artifice. Très parfumées, elles sont suivies de gros fruits, qui, emportés par les courants marins, ont contribué à la dissémination de l'espèce.

Sentiments et sensations

Votre mode de pensée conformiste rejette tout ce qui ne vient pas de vous ou plutôt qui ne vous a pas a été enseigné. Vous êtes donc bloqué par des préjugés sociaux ou religieux. Dans ce cas, il est très difficile d'accepter de prendre quelques gouttes de Freshwater mangrove car ce serait déjà reconnaître que vous êtes dans une impasse intellectuelle. Remettre en cause vos connaissances ou votre appréhension du monde risque de perturber vos liens affectifs avec votre entourage de toujours.

Guérison

Vous vous posez enfin des questions sur vous, sur les vôtres, sur les traditions qui vous ont englué. Vous arrivez à penser de façon autonome, critique. Vous vous intéressez à d'autres idées. Mais vous réussirez aussi à concilier certaines valeurs et, par conséquent, à ne pas blesser ceux auxquels vous tenez.

Illawara Flame Tree

Brachychiton acerifolius

Famille des Sterculiacées

Identification botanique

Originaire de la Nouvelle-Galle du Sud, on trouve également le *Brachychiton acerifolius* en Italie du Sud et en Sicile. Ce sont des arbres ou arbustes aux grandes feuilles profondément divisées en lobes à leur tour incisés (les feuilles supérieures sont souvent moins divisées). Ses fleurs en forme de campanules s'ouvrent en étoile d'un rouge vif, d'où le nom «Flame Tree» employé en Australie.

Sentiments et sensations

Vous pensez que tout le monde vous fuit ou vous rejette. Vous vous repliez sur vous-même et vous évitez de prendre initiatives ou responsabilités.

Guérison

Vous serez moins critique à l'égard de vous-même. Vous reprendrez confiance. Vous saurez plus vous investir. Et vous ferez moins attention au regard des autres... qui, en toute logique, sembleront plus s'intéresser à vous.

Jacaranda

Jacaranda mimosaefolia ou *Jacaranda ovalifolia*

Identification botanique

Cet arbre tropical d'aspect très élégant est cultivé comme plante ornementale ou pour l'industrie du bois. C'est le fameux palissandre avec lequel on fabrique les meubles de luxe et tous les travaux d'ébénisterie ou de marqueterie. Ce bois est compact, moyennement dur, assez lourd et généralement d'un brun violacé. Son tronc est droit, avec des branches robustes et écartées, des feuilles opposées, longues d'une cinquantaine de centimètres, bipennées, composées de nombreuses paires de folioles étroites et pointues, légèrement pubescentes. Ses fleurs, réunies en épis droits et ramifiés, sont pendantes. Leur corolle renflée, en forme de tube, de couleur turquoise, s'ouvre en cinq lobes arrondis, comme une longue clochette pendante.

Sentiments et sensations

Vous changez sans cesse d'avis. Vous entreprenez tout sans rien finir. Vous papillonnez et vos proches vous considèrent comme superficiel.

Guérison

Vous saisirez rapidement ce qui vous convient. Vos hésitations diminueront. Vous vous concentrerez plus facilement.

Macrocarpa

Eucalyptus macrocarpa

Identification botanique

Originaire de l'Australie et de la Tasmanie, l'eucalyptus est très souvent cultivé dans les régions méditerranéennes. C'est un arbre majestueux, au tronc lisse, clair, revêtu d'une écorce qui s'exfolie par bandes ; ses feuilles alternes, glauques et épaisses, sont lancéolées, légèrement découpées et pendent en direction du soleil. L'eucalyptus est une plante médicinale de premier ordre, l'un des meilleurs antibactériens qui soit. Le *macrocarpa* n'est pas cultivé en Europe et il est en voie de disparition en Australie. Ses fleurs sont plus grandes que celles des autres eucalyptus. Grosses comme une petite noix, on pourrait les prendre pour un fruit ; en fait, la capsule qui la recouvre résulte de la transformation des pétales, soudés les uns aux autres. Cette capsule, sorte de petit couvercle se détache complètement pour laisser s'épanouir les nombreuses étamines claires.

Sentiments et sensations

Vous êtes épuisé, lessivé. Vous manquez de sommeil et vous dormez mal. Vous n'arrivez pas à prendre du recul. Pour avancer, intellectuellement et physiquement, vous faites confiance à vos réflexes, vos habitudes. Mais vous êtes conscient qu'un manque de vigilance peut entraîner une erreur grave ou un accident.

Guérison

Vous puiserez en vous une force insoupçonnée qui vous permettra de donner le dernier coup de collier. Ensuite, l'esprit libéré, vous saurez enfin vous reposer, sans stresser. Et une fois la «machine» remise en état de marche, vous retrouverez votre dynamisme.

Old Man Banksia

Banksia serrata

Identification botanique

Originaires d'Australie, de la famille des protéacées, les Banksia sont des arbres dont les fleurs rouges sont groupées en grosses grappes ayant la forme de pommes de pins. Les feuilles, ovales, lancéolées, sont dentées sur tout le pourtour. Le *Banksia serrata*, particulièrement noueux et tordu, ressemble à un vieillard.

Sentiments et sensations

Vous êtes découragé et même épuisé, comme si vous accumuliez les déceptions, les humiliations. Vous restez calme mais en retrait. Vous cachez vos frustrations par un côté flegmatique.

Guérison

Ian White, créateur de cet élixir, affirme qu'il «apporte une étincelle dans la vie de ceux qui sont lourds et se déplacent avec lenteur». Vous arriverez à sortir de votre fatigue chronique et vous reprendrez espoir.

Paw Paw

Carica papaya

Famille des Caricacées

Identification botanique

Le *Carica papaya* est tout simplement l'arbre à papayes, cultivé en Amérique du Sud, à Ceylan, en Californie, en Floride, en Australie et dans les îles Hawaï. C'est un arbre d'une vingtaine de mètres, au tronc charnu et aux feuilles terminales réunies en touffes. Le fruit, jaune orangé, a la taille d'un melon, arrondi ou allongé. La pulpe jaunâtre a l'odeur et la saveur d'un abricot. Le *Carica papaya* produit un latex utilisé pour faire les chewing-gums et qui contient une substance, la papaïne, utilisée notamment en chirurgie pour traiter les hernies discales. En effet, la papaïne a la capacité de dissoudre les protéines. La papaye possède pour ces mêmes raisons des propriétés digestives et amincissantes indiscutables. Les graines de papayes sont un excellent vermifuge, très utilisé au Brésil. Les fleurs, utilisées pour l'élixir, surgissent de l'aisselle des feuilles. Elles sont blanc-jaune, le plus souvent unisexuées, mais quelques-unes sont hermaphrodites. Les fleurs femelles, partant d'un court pédoncule et souvent groupées par deux ou trois, sont plus larges que les fleurs mâles, rassemblées en grappe au bout de rameaux qui retombent.

Sentiments et sensations

Vous êtes débordé par le travail ou la vie familiale. Tout s'accumule et vous ne savez par quel bout commencer. Vous vous retrouvez donc comme paralysé par l'étendue des tâches à remplir. Ce qui ne fait qu'accroître votre désarroi et même votre angoisse.

Guérison

Vous reprendrez les choses en main. Méthodiquement, vous distinguerez les priorités. Vous assimilerez plus rapidement les nouvelles informations et vous n'aurez plus cette impression d'avoir toujours la tête sous l'eau.

Les élixirs américains

Il existe de nombreux créateurs d'élixirs aux USA, au Canada et dans les Bermudes. Molly Shehan, fondatrice de Green Hope Farm dans le New Hampshire, s'intéresse aux fleurs de jardin et stabilise ses élixirs avec une décoction de fleur, couleur magenta, le *red shiso* (*Perilla frutescens*). Machaelle Small Wright, fondatrice de Perelandra en Virginie, cultive ses plantes dans un jardin à l'architecture spécialement étudiée pour que plantes, animaux et humains vivent en harmonie. Les élixirs des Bermudes ou d'autres îles des tropiques sont souvent élaborés à partir des fleurs des arbres fruitiers tropicaux.

Aloe

Ce cactus, aux longues feuilles rigides en épées pointues, pousse dans les déserts américains et dans toutes les zones arides du Bassin méditerranéen. Ses fleurs, jaunes ou rouges, se dressent en chandeliers à 3 ou 4 mètres de hauteur. De l'aloe vera, sauvage ou cultivé intensivement, on extrait une substance aux pouvoirs cicatrisants remarquables. L'aloe vera est une plante médicinale de très grande importance au Mexique.

• Vous êtes pris, malgré vous, par des sentiments négatifs. Vous ne pouvez vous empêcher d'être envieux, jaloux, cupide. Votre comportement avec vos collègues n'est pas toujours «fair-play». Vous le savez mais votre ambition, votre soif de pouvoir passent avant tout. Aloe, tout en maintenant cette force qui vous mène au combat, tout en préservant votre ambition, vous donnera des moyens moins brutaux, moins égoïstes. Et la réussite n'en sera que plus facile et plus glorieuse. Aloe apaisera vos tensions. Peut être utilisé aussi en externe (quelques gouttes dans une huile d'olive première pression à froid) avec des massages du dos, de la nuque et de la poitrine.

Avocado (Avocat)

L'arbre, à feuilles persistantes, peut mesurer 20 mètres. Ses grandes feuilles lancéolées présentent d'épaisses nervures. Les petites fleurs, d'un discret jaune-vert, s'assemblent par centaines au centre de bouquets de feuilles. Il est à noter qu'il ne se forme qu'un seul fruit pour environ 5000 fleurs. L'avocat est très utilisé pour les soins de la peau. Dans de nombreux pays, il symbolise la chance, une vie prolongée ou une aide pour aller dans l'au-delà.

• Avocado est destiné à ceux qui font une recherche spirituelle. Il est aussi bénéfique pour la mémoire et les travaux intellectuels, augmentant les capacités de discernement.

Banana (Banane)

Il existe de nombreuses espèces de bananes, souvent des croisements naturels ou par la main de l'homme de *Musacae acuminata, Musacae balbisiana, Musacae sapientium et Musacae paradisiaca*. Le bananier n'est pas un arbre mais une herbacée qui prend la forme d'un arbuste haut de 7 à 10 mètres. Les feuilles très larges, très longues, servent d'assiette, de tuile, d'habit, de matelas dans les pays tropicaux. Les fleurs sont des inflorescences marron et bleuâtres. Le bananier et la banane donnent lieu à de nombreuses croyances et mythologies au symbole phallique évident. Dans les pays africains, asiatiques et amérindiens, les fleurs entrent dans la composition des philtres magiques sensés amener la prospérité. Le fruit, très riche en vitamines et oligo-éléments, est un aliment complet aux multiples propriétés médicinales.

• Le symbolisme est certes primaire, mais parfois les évidences ne sont pas à rejeter : la banane est machiste ! Un peu parce que sa reproduction très spéciale est proche de la parthénogenèse (comme les escargots qui sont des deux sexes à la fois) et beaucoup à cause de la forme du fruit. Si, donc, on vous reproche votre attitude dominatrice, un tantinet méprisante à l'égard des femmes ou si, pour vous, seule votre mère est une sainte, n'hésitez pas, soignez-vous avec Banana.

Bignonia

La bignone est une liane aux fleurs rouge vermillon, à feuilles caduques, en forme de tube, qui, de loin, peuvent faire penser à l'hibiscus, qui, lui, est buissonnant et dont les fleurs s'ouvrent, laissant sortir pistils et étamines. Les bignones se sont bien adaptées à nos climats et, comme les clématites ou les glycines, agrémentent pergolas et vieux murs. Les fleurs, au cours de la saison, tombent mollement à terre. La liane fleurit tout l'été. Le bignonia n'a pas d'indications médicinales précises.

• Vos «batteries» sont à plat ? Essayez Bignonia qui vous redonnera énergie et vitalité.

Celery (Céleri)

Apium graveolens est un légume délicieux. Sauvage, il possède des propriétés aphrodisiaques incontestables. Sa racine est très utile pour soigner le foie, les reins, la vessie, les nerfs et les rhumatismes. En cuisine, on coupe les feuilles, pour ne garder que les côtes.

• En prévention contre les problèmes de la mauvaise saison, faites une cure de Celery qui renforce les défenses immunitaires. A utiliser également si, victime d'une longue et grave maladie, vous avez puisé dans vos ressources.

Coconut

Les palmiers à noix de coco se répartissent sur toutes les terres tropicales à une nuance près : les palmiers ne sont fréquents que sur les côtes. Comme si ces arbres avaient besoin des embruns. Comme si les noix de coco, poussées par les vents et les courants, essaimaient sur la moindre île du Pacifique ou de l'océan Indien. Le palmier se caractérise par de larges feuilles en toupet au sommet, sans branches ni rameaux. Quelques fleurs femelles émergent des feuilles. Au-dessus d'elles s'épanouissent les fleurs mâles. Toutes les fleurs possèdent trois pétales et trois sépales. La noix de coco, comme la plupart des fruits tropicaux, est à la fois très nourrissante et très utilisée comme plante médicinale.

• Vous vous sentez pris dans le tourbillon des mondanités. Vous ne pouvez pas refuser les invitations. Vous mélangez obligations sociales et nécessités professionnelles, ambition et promotions, réelles capacités et démonstrations. Coconut vous aidera à «lever le pied» et à «tracer votre route» en sachant faire les bons choix.

Lemon

Le citron est un aliment-médecin de tout premier ordre aux propriétés désinfectantes et antibiotiques remarquables. On peut nettoyer sa peau au citron et même en verser directement une goutte dans les yeux ! Le citronnier est un arbre modeste de 4 à 5 mètres de haut. Les feuilles sont coriaces, oblongues, vert sombre. Les fleurs blanches, légèrement roses à l'intérieur, solitaires ou groupées à l'aisselle de feuilles, présentent une corolle charnue et cinq à huit pétales épais.

• Vous vous sentez lourd. Vous voulez faire le vide en vous, comme un «grand nettoyage de printemps» : pensez à Lemon. Utile aussi quand vous souffrez d'infections urinaires ou chroniques à répétition ainsi que pour les aigreurs d'estomac.

Lilas

Tout le monde connaît le lilas et ses jolies grappes de fleurs mauves, pourpres ou blanches. Le lilas est un arbuste à feuilles caduques qui peut atteindre 10 mètres de haut et supporte très bien la taille. Le lilas, symbole des amours adolescentes, a bien cette allure, frêle et fraîche, des enfants qui ont grandi trop vite.

• Lilas vous aidera à passer dans l'âge adulte ou, si vous y êtes déjà, à trouver force et maturité. A conseiller aux hommes vers 25 ans, souvent moins matures que les jeunes femmes du même âge. Lilas aide à mieux analyser les expériences passées et à profiter de leur enseignement. Le remède est aussi utile quand un parent veut faire passer un message, rendre compte de son expérience à son enfant et qu'en face, il a l'impression que cela ne sert à rien. Peut être avantageusement utilisé en association avec Tilleul.

Jasmine (Jasmin)

Originaire d'Asie Mineure, le jasmin blanc ou *Jasminus officinale* est une plante grimpante à fleurs persistantes. Célèbres pour leur parfum envoûtant, les fleurs blanches s'épanouissent à la fin du printemps. Les feuilles, ovales, sont composées de sept folioles. Très utilisé dans la pharmacopée chinoise, le jasmin possède des propriétés antidépressives remarquables. En externe, on l'utilise pour calmer les peaux irritées.

• Vous avez l'impression d'être humide, mouillé. D'ailleurs, les larmes vous viennent facilement. Vous vous laissez submerger par les émotions. Votre entourage se moque gentiment quand vous vous complaisez dans les films mélo, les romans à l'eau de rose. Jasmine vous aidera à sécher vos larmes, à ne pas vous complaire dans les situations trop romantiques et à faire la part des choses entre les sentiments qui valent la peine d'être vécus et les rêves de midinette qu'à un moment donné, il faut savoir abandonner.

Pineapple (Ananas)

Originaire du Brésil, l'ananas est cultivé partout dans le monde. Il ressemble à un cactus aux longues feuilles épineuses d'où jaillit une étonnante fleur rouge au bout d'une tige. Elle ressemble à une grosse pomme de pin (d'où le nom anglais) qui, une fois pollinisée, devient l'ananas.

• Vous vous sentez en insécurité. Vous n'avez pas vraiment peur mais vous êtes pris de mauvais pressentiments qui, heureusement, ne se réalisent jamais. Vous doutez de vous-même. Pineapple vous redonnera confiance et vous aidera à vous «recentrer».

Red hibiscus (Hibiscus rouge)

De la même famille que la mauve, cette herbacée est devenue un arbuste qui peut, dans les pays tropicaux, atteindre 2 ou 3 mètres. Ses jolies fleurs rouges étalent leurs corolles, larges parfois de 10 centimètres. Les feuilles, vertes, dentées, tombent de façon irrégulière.

• Vous êtes hypersensible, vous avez les nerfs à fleur de peau. Cela vous bloque dans votre vie professionnelle ou dans vos activités artistiques. Cette hypersensibilité est souvent due à une blessure mal refermée, comme si elle continuait à saigner. Red Hibiscus vous aidera à identifier cette souffrance sournoise, à cicatriser. Votre hypersensibilité deviendra utile et non plus nuisible.

Tomato (Tomate)

Tout le monde connaît les tomates... Les fruits sont délicieux (à ne pas manger, cependant, crus au cours d'un repas) et riches de multiples substances qui en font un aliment de santé de tout premier choix. Elles ont, par exemple, des propriétés anti-vieillissement remarquables. Actuellement, il est très difficile de se procurer des variétés anciennes de tomates, bien meilleures mais plus difficiles à cultiver : 95 % des graines vendues ou des pieds vendus sont des hybrides aux qualités gustatives et médicinales sans intérêt. 90 % des tomates vendues sur les marchés ou en grandes surfaces sont plantées dans de la laine de verre, et non dans la terre, et nourries au goutte à goutte ! Préférez les tomates avec la garantie du label AB (Agriculture Biologique).

• Vous abusez des bonnes choses, vous avez un caractère à la fois sanguin et fonceur. Mais vous abusez aussi des stimulants (cigarette, café...) pour compenser la lourdeur des repas, les soirées tardives ou arrosées. Tomato vous aidera à continuer à foncer mais sans présumer de vos forces. Ce remède vous aidera aussi à ne pas être toujours si cartésien, si rationnel, si calculateur, si sûr de vous.

Zinnia

Le zinnia est une fleur d'origine mexicaine, aujourd'hui fréquente dans les jardins européens. De la famille des composées, elle ressemble à un gros souci à fleurs doubles. Rouges ou jaunes, roses ou bien encore orange, les fleurs s'épanouissent en été. Elles aiment la lumière, tendant leurs pétales vers le soleil. Elles sont si brillantes et leurs couleurs sont si vives que, de loin, on peut penser qu'elles sont artificielles. Elles ont la particularité d'être assez fragiles dans le jardin mais de bien tenir en vase.

• Paraître impassible vous a amusé et donné une contenance pendant un moment : aujourd'hui, vous n'arrivez plus à «tomber le masque». Vous prendrez le remède Zinnia si vous avez perdu le goût de rire, si vous bloquez l'expression de vos sentiments. Zinnia aide à retrouver la fraîcheur et les rires de l'enfance.

Les élixirs sud-africains

Dans la liste des élixirs sud-africains, on retrouve nombre des remèdes «américains» ou «français» (Aloe, Basilic, Hibiscus, Lavande, Millepertuis, Nasturtium, Pissenlit, Tomato...). Mais il existe aussi des créations typiquement sud-africaines à partir de plantes indigènes. Les thérapeutes, qui prennent en compte les circulations d'énergie dans l'organisme et leur rééquilibrage par les élixirs floraux, considèrent que la terre et le soleil africains apportent une énergie particulièrement forte et bénéfique.

Voici sept plantes sélectionnées pour leur intérêt objectif.

Chinkerinchee

Vous êtes pris dans un système que vous condamnez moralement. Cela peut être dans votre vie professionnelle ou bien dans vos choix politiques. Vous êtes dans un piège : vous ne pouvez désavouer officiellement et, en vous taisant, vous vous rendez complice ou vous cautionnez. Démissionner est difficile ou impossible. Chinkerinchee vous aidera soit à vous retirer peu à peu de ces «embrouilles», soit à agir pour que, progressivement, elles cessent.

Marigold

Cartésien affirmé, vous ne croyez que ce que vous voyez... ou bien le discours officiel, bien pensant. Tout ce qui n'est pas scientifiquement prouvé vous est étranger. Vous doutez, par exemple, de l'efficacité des élixirs ou de l'influence de la lune. Et pourtant, la science ne prouve pas tout. Et votre attitude qui consiste à refuser les milliers de témoignages ou à les associer à un effet placebo est précisément la preuve d'un esprit non scientifique, totalement irrationnel. A prendre en alternance avec Tomato.

Nicotiana

Vous êtes dans une spirale de lente autodestruction. Le remède vous ramènera vers une attitude plus positive, plus active et vers un plus grand respect de vous-même. A noter que Nicotiana, qui est l'herbe à tabac, peut vous aider à arrêter de fumer… au même titre que le remède du même nom en homéopathie.

Senecio

Vous êtes comme Faust, vous recherchez la perpétuelle jeunesse à tout prix. Mais ce n'est que la preuve que vous êtes un adolescent attardé. Refuser de vieillir, c'est vieillir. Senecio, en remettant votre pendule à l'heure, rajeunira vos pensées archaïques.

Sugar Bush Protea

Vous êtes rigide. Vous croyez tout savoir. Cet élixir, seul ou associé à Zinnia ou à Dolphin, vous aidera à retrouver l'enfant qui est en vous et que vous avez refoulé. Un peu d'humour, un peu de douceur, un peu de simplicité.

Warratah

Désespoir, autodestruction, tentative de suicide… Avec Rescue ou Star of Bethlehem, Warratah est un élixir d'urgence ou de séquelles d'un traumatisme. Vous l'utiliserez seul si les deux premiers n'ont pas eu les effets recherchés ou bien, en alternant une cure de 20 jours de Star of Bethlehem et une cure de 20 jours de Warratah.

Zimbabwe Creeper

Bravo ! Quelle réussite : socialement, professionnellement, financièrement, vous avez atteint des sommets. Peut-être est-il temps de faire le point. Non sur votre carrière mais sur vous-même, vos relations avec ceux qui vous entourent, vos réelles joies. Zimbabwe Creeper peut être aussi utile pour mieux canaliser votre énergie masculine. Dans ce cas, vous pouvez l'associer à Banana.

Les élixirs marins

Sabina Pettit, fondatrice de Pacific Essences, prépare ses élixirs marins à partir d'algues ou d'animaux qui vivent dans l'océan Pacifique, sur la côte ouest du Canada. Bien entendu, elle ne prélève rien sur les animaux, ne les touche pas et les laisse totalement libres. Mais c'est dans leur milieu naturel qu'elle recueille leur «empreinte énergétique».

Dolphin (Dauphin)

Avez-vous vu un dauphin rire ? Avez-vous vu les dauphins jouer avec la proue d'un voilier ? Avez-vous tenté de communiquer avec eux ? Si vous pouvez répondre oui, vous comprendrez pourquoi cet élixir redonne le goût de vivre, l'envie de rire, de jouer. Dolphin favorise la communication des animaux entre eux ou bien entre les humains et les animaux. Vous pouvez en donner à votre chien et à votre chat s'ils se détestent. Pour vous et vos enfants, vous pouvez le prendre tel quel ou en association avec Zinnia.

Mussel (Moule)

Vous êtes fermé comme une huître ou plutôt comme une... moule. Vous vous vexez facilement. Respirez, souriez, arrêtez votre susceptibilité. Mussel vous y aidera.

Sea Turtle (Tortue de mer)

S'il existait un élixir d'éléphant, vous en auriez besoin : vous vous sentez lourd. Vous avancez péniblement. Paradoxalement, vous êtes capable d'une grâce et d'une élégance rares. Mais vous trouvez que c'est inutile. Faites plaisir à votre entourage qui a envie de vous voir léger.

Sponge (Eponge)

Vous accumulez les expériences. Vous collectionnez les activités. Vous êtes avide d'apprendre, avide de faire, avide de séduire. Mais c'est comme si vous «aspiriez» toute cette matière sans pouvoir en profiter réellement. Alors, comme l'éponge qui se gonfle et que l'on presse dans la main, sachez expulser ce qui est inutile. Faites le tri dans les activités... et dans votre mémoire.

Whale (Baleine)

Rares sont ceux qui ont pu assister aux ébats des baleines. Mais les enregistrements de leurs chants sont disponibles chez tous les bons disquaires. Et là, stupéfaction : leur voix est «humaine», les mélodies sont élaborées selon des schémas précis, avec rythmes, passage du grave aux aigus, modulations... Très impressionnant.

Le remède Whale vous aidera à mieux écouter, non seulement mieux entendre les sons et les apprécier mais aussi mieux écouter les autres. Certains disent que cet élixir augmente les capacités de télépathie...

6
METTEZ TOUTES LES CHANCES DE VOTRE CÔTÉ

N'essayez pas de trouver l'élixir miracle qui réglera directement et définitivement vos problèmes. Dans un premier temps, il faut souvent éliminer des tensions anciennes ou des troubles très perturbants. Une cure de 20 jours vous permettra de voir plus clair. Si, au bout de 10 jours, vous ne vous sentez pas mieux, changez de remède. Si, au bout de 20 jours, vous constatez un mieux, arrêtez le traitement une semaine et réfléchissez à un autre remède possible qui pourra vous aider à rechercher plus profondément les malaises.

Prendre sa vie en main

A partir du moment où vous avez accepté de fouiller au fond de vous-même, vous avez la volonté de mettre de l'ordre dans vos systèmes affectif, psychique et émotionnel. Les élixirs floraux vont vous aider presqu'à votre insu. Trois gouttes, trois fois par jour et, progressivement, vous verrez les choses avec plus de clarté. Les autres, autour de vous, sans même s'en rendre compte, modifieront leur attitude pour mieux coller à votre nouvelle personnalité, votre vraie personnalité, celle que vous faites doucement ressurgir. Les élixirs vous aident à ce changement mais peut-être pourriez-vous accélérer le mouvement !

Prendre sa vie en main signifie qu'il faut procéder à des ruptures :

• Affectives : si elles sont indispensables, elles se feront toutes seules et sans douleur ! Mais elles ne sont pas forcément nécessaires car votre manière de voir les choses et les gens changera... et votre entourage s'adaptera.

• De rythme : changer de travail, déménager sont des ruptures importantes qui demandent souvent beaucoup d'énergie et qui ne sont pas toujours souhaitables, surtout si vous traversez une période difficile. Alors, pour changer de rythme, il suffit de modifier quelques habitudes :

- se lever un peu plus tôt pour faire de la relaxation ou du yoga, écouter de la musique, écrire, peindre...
- augmenter les sorties : invitations chez les amis, sorties au spectacle, etc.

• D'environnement : aménagez différemment votre maison et votre bureau en installant plus de plantes vertes, en modifiant les éclairages, en ajoutant des cadres...

LA LUNE

L'influence de la lune est indiscutable : on le constate chaque jour sur les marées ou les cycles féminins. Notre satellite agit aussi bien sur la santé et l'humeur de chacun d'entre nous que sur la végétation. La principale difficulté dans l'appréciation scientifique de l'influence lunaire vient du fait que celle-ci varie en fonction de plusieurs mouvements, les siens et ceux des autres planètes. Elle croît et décroît, s'éloigne ou se rapproche, ou bien encore semble monter ou descendre par rapport à l'horizon. Ses mouvements réels ou apparents, l'éclat de ses rayons, et même sa position par rapport à certaines constellations sont autant de critères difficilement mesurables et parfois contradictoires. Toujours est-il que les mouvements de la lune contiennent souvent les petits secrets qui font la différence entre les bons jardiniers, cuisiniers, phytothérapeutes... et les autres, ceux qui pensent que la technique et la rigueur viennent à bout de tout. L'influence lunaire sur la végétation a été étudiée de façon approfondie par les fondateurs de l'Agriculture Biodynamique, ainsi que par les milliers de cultivateurs qui suivent ses méthodes. En ce qui concerne la santé, les études sont moins poussées. Cependant, il existe des statistiques et des témoignages suffisamment nombreux pour rassembler un certain nombre de règles simples.

Les mouvements de la lune

Le mouvement le plus évident, celui que chacun de nous peut constater, est l'un de ceux qui influe le plus sur la santé et la végétation : il s'agit de l'aspect de la lune qui croît, de la Nouvelle Lune à la Pleine Lune en passant par le Premier Quartier. Ensuite, elle entre dans la phase décroissante, en passant par le Dernier Quartier. Il existe également un autre mouvement, moins visible mais tout aussi important : la lune montante et descendante. Il s'agit en fait de la «hauteur» de la lune dans le ciel, hauteur qui change chaque nuit. Ce mouvement, difficile à repérer si l'on n'a pas un calendrier lunaire, agirait plutôt sur l'humeur, les tensions, les sensations de fatigue ou de plein d'énergie.

Jouer avec la lune

La lune peut être à la fois descendante et croissante ou descendante et décroissante. Les règles qui vont suivre doivent donc être suivies compte tenu du calendrier lunaire. Deux mouvements dans la même direction se potentialisent. Deux mouvements contradictoires peuvent amoindrir les effets d'un traitement. Mais parfois le calendrier ne laisse pas le choix puisqu'il arrive, plusieurs mois d'affilée, que la lune présente cette configuration. Dans ce cas, faites au mieux, selon votre intuition.

L'urgence, sans la lune

Quels que soient les mouvements de la lune (croissante, montante, décroissante, descendante), si les troubles sont une urgence (état de choc, violence des sentiments, pulsions, crise...), il faut commencer immédiatement par un traitement de choc (Rescue, Rock Rose...) pendant 3 ou 4 jours, puis continuer par un traitement de fond jusqu'à ce que vous vous sentiez mieux et puissiez avoir une analyse plus fine de vos problèmes pour trouver un remède mieux adapté qui limitera les risques de crises.

Lune croissante et santé

Une fois que la Nouvelle Lune est passée, on commencera :

• Les cures anti-déprime avec les élixirs floraux et des plantes (sous forme de gélules ou de tisanes) telles le millepertuis ou la gentiane.

• Les cures anti-fatigue ou de convalescence avec un apport en vitamines et en oligo-éléments. Cela correspond bien, pour les Fleurs de Bach, aux cures de Centaury, Elm, Hornbeam, Wild Rose...

• Les cures de saison ou les cures de fond en homéopathie et avec les élixirs floraux, pour guérir ou retrouver la forme.

• Les massages et les cures (de vigne rouge et d'hamamélis) contre les problèmes circulatoires (jambes lourdes, varices).

Attention à votre alimentation en lune croissante car on se rassasie plus facilement, mais on grossit aussi plus facilement : il faut donc bien contrôler l'apport de calories et des nutriments indispensables.

Lune décroissante et santé

Entre la Pleine Lune et le Dernier Quartier :

• Augmentation significative des risques de maladies cardio-vasculaires ou circulatoires. Commencez les cures de Beech, Impatiens ou Rock Water, si cela correspond à votre cas.

• Faites les cures pour éliminer les toxines (reins-foie) par des tisanes diurétiques (pissenlit, ortie, bouleau...) et pour perdre du poids. Commencez juste après la Pleine Lune. Les effets s'amplifieront soudainement à partir du Dernier Quartier. C'est à ce moment également que sont conseillées les cures de Agrimony, Arnica, Camomille, Heather, Iris, Oak, Willow.

• Les plaies cicatrisent mieux en lune décroissante : préférez les interventions chirurgicales ou dentaires après le Dernier Quartier, pour vous rétablir plus vite après la Nouvelle Lune. Aidez-vous éventuellement de Mimulus, Crab Apple ou Aspen selon les cas.

Lune montante

Si vous vous sentez bien, profitez-en pour mieux vous analyser et recherchez le ou les remèdes qui vous correspondent le mieux. Et commencez une cure préventive de 20 jours en fin de lune montante, pour affronter toute la période de lune descendante et limiter les baisses d'énergie, la fatigue ou la mauvaise humeur plus fréquentes à ce moment-là.

La Pleine Lune

Aux alentours de la Pleine Lune, il y a une augmentation significative des problèmes psychiatriques, des dépressions et des urgences qui en découlent : tentatives de suicide, blessures suite à une rixe, attentats à la pudeur, viols... Si vous craignez de ne pas pouvoir maîtriser vos nerfs ou vos pulsions, commencez 2 à 3 jours plus tôt Cherry Plum.

Quelques jours néfastes

Plusieurs jours par mois, vous vous sentez patraque. Vous avez le moral «à zéro». Il est tout à fait possible que ces jours correspondent aux nœuds lunaires ou bien à l'apogée. Pour reconnaître ces jours néfastes et profiter des jours fastes, aussi bien pour votre santé que pour votre jardin, il est utile de consulter un calendrier lunaire qui vous aidera aussi à mieux cultiver votre jardin (et donc les plantes dont vous ferez des élixirs) en choisissant les meilleures périodes de semis ou de récolte. Suivez par exemple le *Guide de la lune* qui paraît chaque année aux éditions Marabout.

LES PLANTES

La phytothérapie ne soigne pas tout. Il serait ridicule de vouloir se débarrasser d'un cancer avec des tisanes. Mais pendant longtemps, les plantes étaient l'un des seuls moyens pour soulager humains et animaux. De très nombreux médicaments, prescrits par les médecins sous forme de comprimés ou de gélules, sont soit des extraits concentrés de plantes, soit des formules synthétisant chimiquement les principes actifs des plantes. L'automédication avec les plantes ne présente aucun danger dès lors que quelques règles sont respectées :

- n'utiliser que des plantes dont l'identification est certaine ;
- suivre scrupuleusement les conseils et les doses donnés dans les revues ou les livres concernant les plantes (voir bibliographie en fin de volume) ;
- procéder par cures de 20 jours, renouvelables une fois ;
- ne pas mélanger plus de 3 plantes, sauf si le mélange a été fait ou conseillé par un spécialiste ;
- arrêter tout s'il y a le moindre trouble ou effet secondaire (ce qui est très rare) ;
- ne jamais interrompre un traitement médical.

Les cures de plantes

En phytothérapie, il y a deux types de cures : les cures de saison et les cures de fond.

• Les cures de fond

Quand on souffre d'un mal chronique (fatigue, rhumatismes, surpoids, mauvaise digestion, constipation...), il faut prendre le taureau par les cornes. Il s'agit le plus souvent de cures dépuratives que l'on commence de préférence en lune décroissante, à partir du Dernier Quartier.

• Les cures de saison

Vous commencerez un mois avant le début d'une saison, pendant 20 jours (renouvelable au besoin) pour aider l'organisme à se préparer au changement.

- En septembre : la cure d'automne vous aidera à lutter contre la fatigue et l'arrivée des rhumatismes.
- En novembre : cure d'hiver pour éviter refroidissements, grippes et mauvaises fièvres.
- En février : cure de printemps pour réveiller l'organisme, le sortir de sa torpeur, et lui faire éliminer le surcroît de toxines.
- En mai : cure d'été pour s'apprêter à affronter les chaleurs et les rayons du soleil ; préparer sa peau, lui faciliter une bonne hydratation et lutter contre les jambes lourdes.

Ces cures systématiques sont personnalisées en fonction des fragilités de chacun. Ce sont des cures «légères», des cures d'entretien, que l'on commence de préférence durant le Premier Quartier de lune.

L'AROMATHÉRAPIE

L'aromathérapie est une «branche» de la phytothérapie. Certaines plantes, souvent celles qui sont très odorantes, contiennent des huiles essentielles, substances très puissantes. L'aromathérapie n'a vraiment pris son essor qu'au XXe siècle, à la fois grâce aux travaux remarquables du Dr Valnet et grâce à l'invention de procédés techniques capables d'extraire ces substances. Trois ou quatre gouttes d'une huile essentielle correspondent à une infusion de 0,5 litre ! En traitement interne, on met 2 gouttes sur le miel contenu dans une cuillérée à café. En externe, pour les massages, on dilue avec de l'huile d'olive première pression à froid ou bien avec de l'huile d'amande douce. Pour les bains, on mélange 20 gouttes dans une cuillérée à soupe de lait en poudre que l'on place sous le robinet de la baignoire.

Certaines huiles essentielles (thym, romarin, sarriette...) ne doivent en aucun cas être ingérées, ni utilisées pures sur la peau au risque d'irritations graves, proches de la brûlure. Véritables concentrés de plantes, les huiles essentielles sont d'une efficacité absolue. Mais il faut s'en servir avec doigté. Préférez toujours les huiles essentielles avec le label AB (Agriculture Biologique). Il existe, en pharmacie ou en boutiques diététiques, d'excellentes formules associant plusieurs huiles essentielles. C'est le cas de Tégarome, du Dr Valnet, seul produit réellement efficace contre le zona.

L'HOMÉOPATHIE

Les détracteurs de l'homéopathie nient son efficacité sous prétexte qu'il n'y a pas d'études scientifiques sérieuses. Ils rejettent en bloc toutes les expériences faites en double aveugle (à un groupe de patients on donne un médicament tandis qu'à un autre groupe on donne un placebo) quand il s'agit d'homéopathie, alors qu'ils ne remettent jamais en cause les protocoles d'expériences pour les médicaments chimiques. C'est ainsi qu'on voit des médecins de renom affirmer à la télé que l'homéopathie, c'est de la poudre de perlimpinpin ou que c'est une médecine manipulée par les sectes ! Un argument de taille vient leur clouer le bec : plusieurs équipes scientifiques ont démontré l'efficacité *in vitro* (c'est-à-dire dans des éprouvettes) de très hautes dilutions homéopathiques sur des allergènes et sur le Candida albicans. Pour éviter toute erreur d'interprétation, 3 674 mesures ont été prises.

L'homéopathie est très efficace et n'a rien d'un placebo puisqu'elle agit sur les bébés et les animaux... même les poules et les pintades !

N'hésitez donc pas à avoir recours à l'homéopathie pour soigner les troubles les plus divers. Les élixirs floraux rendront votre organisme encore plus réceptif à ce type de médecine.

L'homéopathie, très pratiquée en auto-médication, n'est pas une médecine au rabais et demande des connaissances médicales, ne serait-ce que pour porter un diagnostic. Ne pratiquez l'auto-médication que pour les cas les plus flagrants ou les plus simples : utilisation d'Arnica 5 CH pour un choc, d'Oscillococcinum® pour la grippe ou bien des médicaments composés vendus en pharmacie pour lutter contre la toux, le stress, etc. Pour les cas plus compliqués, consultez un médecin homéopathe. On trouve leur adresse dans l'annuaire.

LES OLIGO-ÉLEMENTS

Les problèmes de peau sont parfois liés à une carence en oligo-élément Zinc. La supplémentation en Soufre fait partie des traitements des allergies. L'anxiété peut parfois être soulagée avec un apport en Lithium... A chaque affection chronique correspond, souvent, une carence en oligo-élément. Première difficulté, il faut déterminer quelles sont ces carences. Deuxième difficulté : doser juste car certains oligo-éléments, en excès, sont très nocifs pour la santé... d'autant que les métaux (qui font partie des oligo-éléments) sont très difficiles à éliminer par l'organisme. L'apport sytématique d'oligo-éléments par des compléments alimentaires en auto-médication est donc tout à fait déconseillé. La meilleure solution est de manger beaucoup de fruits et de légumes, d'autant que les oligo-éléments contenus dans les végétaux sont mieux assimilables. Quant aux oligo-éléments contenus dans l'eau minérale en bouteille, ils sont quasi inutilisables par l'organisme et peuvent même être nocifs. Si vous craignez un fort déficit ou bien, à l'inverse, une intoxication à un oligo-élément, parlez-en à votre médecin, de préférence homéopathe, souvent mieux informé sur la question.

LES VITAMINES

Certaines pathologies sont gourmandes en vitamines. C'est le cas, par exemple, de l'alcoolisme et du tabagisme qui détruisent les vitamines C et celles du groupe B. Les personnes souffrant d'un taux de cholestérol élevé, de problèmes cardio-vasculaires, de diabète, d'ulcères dans les jambes, présentent souvent une déficience en vitamine E. Une carence en vitamine A peut être source de stérilité, de problème cutanés ou oculaires... Il est donc illusoire de vouloir échapper à une affection sans un rééquilibrage vitaminique. L'inconvénient, c'est qu'un surdosage de vitamines de synthèse peut entraîner des maux de tête (avec la vitamine A) ou des problèmes urinaires. L'avantage avec les vitamines d'origine naturelle, c'est qu'il y a peu de risques de surdosage (à part avec la vitamine K, déconseillée par les médecins pour certaines pathologies). L'organisme prend ce dont il a besoin et élimine ce qu'il trouve en trop. Ce qui signifie que si vous souffrez d'un mal ponctuel ou chronique, vous avez intérêt à faire une cure de vitamines tous azimuts. Deux solutions : la première, la plus saine, consiste à manger beaucoup de fruits (en dehors des repas) et de légumes (aux repas) ; la seconde, plus facile, consiste à vous procurer un complexe ou composé multivitamines et à suivre la notice. Mais dans ce deuxième cas, vérifiez bien qu'il ne s'agit que de vitamines d'origine naturelle.

L'ALIMENTATION

Se soigner avec les élixirs ne présente aucun intérêt s'il n'y a pas un minimum de logique dans votre alimentation. Car si les troubles surviennent par un déséquilibre émotionnel, ils sont aussi provoqués par des aberrations alimentaires. D'ailleurs, les deux sont liés : c'est parce qu'on n'est pas trop bien dans sa peau que l'on mange n'importe quoi, n'importe comment. Cette alimentation irrégulière et déséquilibrée entraîne non seulement surpoids, fatigue mais aussi infections ORL à répétition, rhumatismes, troubles hépatiques, mauvaise circulation, cheveux ou ongles cassants, problèmes digestifs et même cancers ! Il ne faut pas croire qu'une bonne logique alimentaire soit compliquée : les principes sont au nombre de six, ni plus ni moins et la prise régulière d'un élixir bien choisi vous aidera à les respecter.

1. Eviter tous les produits chimiques au maximum car ils sont très difficilement éliminés par l'organisme et entraînent quantité d'effets secondaires plus ou moins graves dont on a bien du mal à se défaire. Bien entendu, il est impossible de se passer de la plupart des médicaments prescrits par le médecin. Mais il est souvent inutile d'avaler somnifères ou anxiolytiques, alors que les plantes sont aussi puissantes et sans effets secondaires. «Pas de produits chimiques» signifie aussi ne pas boire l'eau du robinet si elle n'est pas convenablement filtrée. «Pas de produits chimiques» signifie aussi des fruits et des légumes non traités : par conséquent, préférez toujours l'alimentation avec un label AB (Agriculture Biologique) ou, mieux encore, les fruits et légumes de votre jardin. Car, en suivant le calendrier lunaire, non seulement vous aurez de meilleures récoltes mais vous aurez besoin de traiter moins souvent. Et, de toute façon, vous traiterez avec des produits non toxiques.

2. Ne pas grignoter entre les repas.

3. Ne manger ni fruit cru ni yaourt au moment des repas. Ce conseil et le précédent ont permis à bien des personnes d'éliminer allergies, problèmes gastriques, infections O.R.L. récidivantes... et prise de poids !

4. Boire beaucoup : de l'eau bien sûr, si possible de l'eau de source ou filtrée ainsi que des tisanes.

5. Manger des légumes chaque jour si possible.

6. Sucrer les tisanes avec du miel ou du sirop d'agave ou du sirop d'érable. Eviter le sucre blanc.

PSYCHOTHÉRAPIE ET PSYCHANALYSE

Quand les angoisses, les névroses sont trop fortes, trop douloureuses, il peut être utile de consulter un psychothérapeute ou un psychanalyste. Aujourd'hui, les différences entre les deux méthodes sont moins flagrantes et la principale difficulté sera de trouver un praticien avec lequel vous vous sentirez bien. Certaines personnes passent leur vie à se faire analyser sur un divan. Il faut en toute chose raison garder. Selon les cas, on peut considérer qu'il faut entre trois et quatre séances, pour un cas simple sans vraie névrose, à une vingtaine de séances. Là encore, si un mieux n'est pas rapidement perceptible, arrêtez tout. Certains «psy» pratiquent l'hypnose (notamment la méthode ericsonnienne) aux résultats souvent plus rapides et plus flagrants. Les élixirs floraux vous aideront à mieux vous comprendre, à mieux admettre les séances, à mieux vous «ouvrir» et donc à guérir plus rapidement.

LES DÉCOUVERTES DU Dr HAMER

Cette relation entre le psychisme et la maladie, qui est le fondement de la médecine des élixirs inventée par le Dr Bach, a été prouvée de façon éclatante et indiscutable en 1978 par le Dr Ryke Geerd Hamer. Et la preuve n'a pas été apportée seulement pour des maladies dites de «confort» comme les dermatoses ou les troubles intestinaux, mais pour les cancers et les leucémies. Le Dr Hamer est un médecin allemand, qui travaillait dans les hôpitaux universitaires. Ses recherches et sa pratique médicale restèrent traditionnelles jusqu'en 1978, quand il fut lui-même atteint d'un cancer testiculaire. La cause de ce cancer était directement liée à un événement tragique, la perte accidentelle et brutale de son fils Dirk. A partir de ce moment, il rechercha systématiquement chez ses patients si, à l'origne de leur cancer, il y avait un choc émotionnel. Et chez tous ses patients, sans exception, il s'était bien passé un tel événement-choc.

La Loi d'Airain

Au cours de sa pratique médicale comme neurologue et radiologue, il a vérifié sur 15 000 cas sa découverte relative à la genèse du cancer. Il a déclaré : «J'avais cherché le cancer dans la cellule, je l'ai trouvé dans une erreur de codage du cerveau». Il a résumé le processus de cancérisation par «la Loi d'Airain», qui se résume en trois principes :

1. Tout cancer est déclenché par un choc psychique brutal, vécu dans l'isolement : c'est le syndrome DHS.

2. La teneur du conflit et la façon dont le patient le reçoit détermine à la fois sa localisation (foie, poumon, sein, os...) et une trace dans le cerveau (appelée Foyer de Hamer).

3. Il y a «une corrélation exacte entre l'évolution du conflit, celle du cancer dans l'organe et celle du foyer de Hamer dans le cerveau, la triade psychisme, cerveau, organe étant constamment synchronisée».

Malgré les contre-expertises et malgré les procès, la Loi d'Airain n'a jamais été contredite. Tous les foyers de Hamer ont été confirmés par imagerie médicale en même temps que les localisations des cancers.

Les localisations des cancers

La Loi d'Airain énoncée, Hamer dresse la liste des cancers, leur localisation, et leur foyer dans le cerveau par rapport à un type de conflit. Cela permet au malade d'aller plus vite rechercher l'origine du choc émotionnel car c'est en se «débarrassant du conflit» que l'on arrive à «rebrancher» le cerveau correctement. La maladie étant une «panne d'innervation», il suffit de reprogrammer le cerveau pour qu'il envoie à nouveau les bons messages à l'organisme et que tout rentre dans l'ordre. C'est ainsi que des patients en phase terminale, à qui l'on ne donnait que deux jours à vivre, cultivent aujourd'hui encore leur jardin.

Quelques exemples de cancers ou d'affections graves avec leurs conflits correspondants :

- Cancer du duondénum, du pancréas et du foie : conflits générés par la peur de mourir de faim, de ne pas pouvoir subvenir aux besoins de la famille, problèmes d'argent...
- Cancer des intestins : conflits d'envies, ennuis de famille, problèmes «difficiles à digérer», grosse «saloperie» ou «tour de cochon», relations mal vécues entre parents et enfants ou entre frères et sœurs...
- Cancer du poumon : peur de la mort, peur archaïque d'étouffer.
- Cancer de l'utérus ou de la prostate : conflit à propos de situation dramatique en relation avec les enfants.
- Mélanomes et cancer de la peau : perte de l'intégrité physique, peur d'être souillé, outragé, insulté...
- Cancer du sein droit (pour une droitière) : conflit mère/enfant.
- Cancer du sein gauche (pour une droitière) : conflit femme/conjoint (les localisations s'inversent selon les droitières et les gauchères).
- Cancer du testicule ou de l'ovaire : conflit de perte.
- Cancer du col de l'utérus : conflit sexuel de frustration, conflit de territoire.
- Nécrose des tendons : conflit de dévalorisation de soi.
- Paralysie sensorielle ou cancer du rectum : conflit de peur d'être abandonné, de ne plus avoir de contact avec la famille...

Une preuve éclatante

Bien que la médecine officielle, en France comme en Allemagne, refuse de reconnaître la découverte du Dr Hammer, des médecins et des travaux universitaires ont constaté sa validité. A Vienne, en 1991, lors d'une conférence réunissant plusieurs spécialistes, un médecin montre au Dr Hamer le cliché d'un scanner cérébral d'un de ses patients. Sans même voir le malade, le Dr Hamer diagnostique «un carcinome vésical en début de saignement et en phase de guérison, un vieux carcinome prostatique, un diabète, un vieux carcinome bronchique et une paralysie sensorielle d'une aire déterminée du corps». Le médecin se lève et lui dit, devant tous les collègues : «Sincères félicitations, M. Hamer ! 5 diagnostics - 5 coups au but. Et vous êtes même capable de spécifier ce qu'il y a maintenant et ce qu'il y avait auparavant.»

Savoir apprécier le degré de gravité

Toutes les peurs, tous les conflits ne déclenchent pas des cancers ou des maladies graves. Tout dépend à la fois des individus et de la façon dont la «mauvaise» nouvelle survient. Mais ce lien entre choc émotionnel (ou problème psychique) et maladie est toujours valable. Il est donc important de savoir s'auto-analyser (ou analyser ses enfants), comprendre les peurs, les conflits et les comportements qui en découlent pour pouvoir surmonter les problèmes en empêchant le cerveau de se déprogrammer, augmentant par conséquent les défenses immunitaires de l'organisme. Et c'est là que les élixirs floraux peuvent être très utiles. Lorsque l'on recherche l'origine d'un trouble ou d'un malaise, on n'a pas toujours les idées claires : on est capable de comprendre ce qui ne va pas mais on ne sait pas pourquoi ça ne va pas. Les élixirs floraux permettent de retrouver à la fois une clairvoyance suffisante et l'envie de lutter : ce sont deux armes essentielles pour vaincre la maladie.

L'AIDE DES DEUX DOCTEURS

Bach et Hamer ont affirmé, et prouvé, chacun de leur côté, que le physique est dominé par le psychisme. Si Bach décrit les émotions et si Hamer décrit la localisation des maladies chroniques et leurs rapports émotionnels, alors nous avons encore plus d'éléments pour faire un diagnostic de nos troubles psychiques et donc guérir nos troubles physiques. Quelques exemples :

- Honeysuckle s'adresse aux personnes qui ont vécu une perte importante, ce qui correspond, selon Hamer, au risque d'un cancer du testicule, des ovaires ou du sein droit.
- Chicory soigne la peur d'être abandonné ou rejeté, de ne plus avoir de contact avec la famille, une peur qui, si elle devient obsédante, peut engendrer, selon Hamer, une paralysie sensorielle ou un cancer du rectum.
- Crab Apple élimine la sensation d'être sale, d'être souillé, humilié, sensation qui, portée à son paroxysme, est à l'origine des mélanomes ou cancers de la peau.

Un peu de logique et beaucoup de prudence

Bien entendu, les approches «douces» - leibothérapiques, phytothérapiques, psychologiques, théorie de Hamer, nutritionnelles, homéopathiques ou autres - ne doivent pas remplacer un traitement médical, aussi lourd soit-il, surtout quand les conséquences peuvent être fatales.

7
FABRIQUEZ VOS PROPRES ÉLIXIRS

Bach pensait que n'importe qui devait être capable de fabriquer des élixirs. Il pensait même que cela pouvait faire partie du traitement. Mais les plantes courantes du début du siècle sont devenues plus rares aujourd'hui, certaines étant protégées ou introuvables. Notre mode de vie citadin nous empêche de choisir le jour idéal pour aller récolter les plantes et les préparer soigneusement. Et puis, le nombre de plantes venant des pays les plus lointains a considérablement augmenté. Pour se soigner, on n'a pas toujours l'occasion d'attendre le moment propice ni les moyens de s'envoler en Australie ! C'est pourquoi, il est plus simple, plus rapide et donc plus efficace d'acheter des élixirs tout prêts. Mais, pendant vos vacances, si vous avez les fleurs sous la main, vous pouvez prendre le temps de préparer quelques élixirs floraux.

Il y a deux méthodes, selon les plantes choisies : l'infusion solaire et la décoction. Les fleurs sont cueillies vers 10 h, en plein épanouissement, et de façon à être sûr d'avoir devant soi quelques heures de plein ensoleillement.

LE MATÉRIEL

Les instrument utilisés doivent être propres, stérilisés avec du cognac, secs (essuyés avec un linge lavé par ébullition ou séchés au soleil), sans que la main ait touché la partie qui sera en contact avec la fleur (intérieur du bol, tranchant du ciseau). Les flacons vides de 30 ml en verre teinté, avec compte-gouttes, sont en vente en pharmacie pour un prix modique.

TRAVAILLER SUR PLACE

Vous arriverez avec tout votre matériel, sans oublier les bouteilles d'eau de source (et même un réchaud à gaz pour la méthode par ébullition) à l'endroit où poussent les plantes sélectionnées. Il faut choisir un jour où la météo sera favorable et ne pas commencer si se profile le moindre nuage.

L'INFUSION SOLAIRE

Cette méthode est utilisée pour les plantes légères, fines, peu ligneuses et ne vivant pas dans l'eau. Il s'agit surtout de fleurs de la fin du printemps et du début de l'été, quand le soleil est au zénith.

1. Dans un grand bol de verre transparent, mettre 3 litres d'eau de source pure.

2. D'une main, tenir le bol ; de l'autre, cueillir les fleurs au moment de leur floraison maximale, en fin de matinée ; elles sont coupées de sorte que la main ne touche pas les fragments de la fleur qui tomberont à la surface de l'eau ; si le bol est trop lourd ou peu pratique, vous pouvez aussi protéger la fleur du contact avec votre main par une couche de feuilles de la plante, en faisant attention que ces feuilles ne tombent pas dans le bol ; il faut compter 200 g à 300 g

de fleurs, afin que la surface de l'eau soit à peu près couverte.

3. Placer le bol au soleil.
4. Laisser 3 à 4 heures au soleil. Si un nuage passe durant plus de quelques minutes, il faut recommencer toute l'opération.
5. Filtrer le liquide, avec une étoffe en coton ou un filtre à café, en le versant dans un récipient qu'on ne remplira qu'à moitié.
6. Compléter par du cognac.

A partir de ce moment, vous avez obtenu «l'essence mère». Une fois filtrée et embouteillée, il vous restera environ 2 litres d'essence-mère, de quoi préparer des centaines de flacons, pour vous, vos amis... et votre descendance ! L'essence-mère se conserve des années et reste toujours efficace même s'il se forme un dépôt. Il faut toutefois prendre quelques précautions : le stockage doit se faire dans une pièce entre 12° et 18°, à l'abri de la lumière, des parfums, des odeurs de cuisine, des pièces de fort passage.

7. Etiquetez soigneusement la bouteille : «essence mère de..., infusée le (date)» ; bouchez avec un bouchon de liège ; à chaque fois, avant d'utiliser l'essence mère, remuez doucement la bouteille.
8. Pour faire un flacon d'élixir, diluez cette essence mère à raison de 2 gouttes pour 30 ml de cognac. Remuez doucement le flacon durant 2 ou 3 minutes.

Le flacon d'élixir floral que vous avez obtenu est donc du cognac pratiquement pur (avec 2 gouttes d'un mélange d'alcool et d'eau).

Le liquide obtenu, à l'instar d'un médicament homéopathique, est donc le résultat d'une forte dilution et d'une dynamisation (par le soleil dans le cas de l'élixir et par un mouvement dans le cas de l'homéopathie).

Rappel : pour votre traitement, 3 à 4 fois par jour, vous verserez 2 à 3 gouttes d'élixir floral dans un verre d'eau de source ou directement sur votre langue.

LA DÉCOCTION

Bach conseillait cette méthode pour Aspen (Tremble), Beech (Hêtre), Chestnut Bud (Marronnier), Crab Apple (Pommier sauvage), Elm (Orme), Hornbeam (Charme), Larch (Mélèze), Pine (Pin sylvestre), Red Chestnut (Marronnier rouge), Sweet Chestnut (Châtaigner), Walnut (Noyer), Willow (Saule), plus épais, plus ligneux que les fleurs, ainsi que pour Plumbago et Honeysuckle (Chèvrefeuille). Il s'agit principalement de plantes fleurissant au début du printemps, avant que le soleil ne prenne de la force. Nous la préconisons aussi, par précaution, contre les parasites, pour les plantes vivant dans l'eau ou à proximité, et notamment : Mimulus (Muscade), Water Violet (Hottonie des marais) et Impatiens.

A la différence de la méthode par infusion, on utilise une casserole en acier émaillé, un pot en grès supportant la flamme, ou un récipient en verre céramique :

- les plantes tombent dans 3,5 litres d'eau de source pure ;
- la casserole est doucement montée à ébullition sans couvercle ;
- laissez refroidir ;
- filtrez, remplissez les bouteilles à moitié ;
- laissez au soleil et attendez le refroidissement complet avant de compléter par du cognac ;
- agitez doucement pendant 2 ou 3 minutes votre essence-mère.

100 % NATUREL

Que les plantes soient cueillies dans la nature ou cultivées, il est indispensable que vous utilisiez l'exacte variété. Ensuite, il faut aussi qu'elles soient à l'abri de toute pollution à toutes les étapes de leur vie, semence comprise. Les produits phytosanitaires qui servent au traitement d'un champ se retrouvent, transportés par le vent, à plus de

500 m de leur lieu d'épandage. Les zones de cueillette doivent donc être totalement isolées (dans un rayon d'au moins 1 km) des zones d'agriculture traditionnelle, des routes à grande circulation, des concentrations d'habitations et de toutes les industries, réputées polluantes ou non. Bien entendu, il faut plus encore s'éloigner des grandes agglomérations, des raffineries, des autoroutes, etc.

ATTENTION, PLANTES PROTÉGÉES

En Angleterre, les plantes suivantes sont en voie de disparition : Centaury, Gentian, Water Violet, Sclerenthus. Il ne faut donc pas les cueillir. En France, il est interdit de cueillir des plantes sauvages dans tous les parcs naturels et réserves botaniques. Par ailleurs, de nombreuses espèces sont protégées et donc aussi interdites à la cueillette. Par conséquent, ne prélevez que les fleurs les plus courantes : aubépine, marronnier, chêne, charme, chèvrefeuille, tremble, vigne, folle avoine, millepertuis, ail, camomille, bourrache, etc. Bien évidemment, il est indispensable de savoir les identifier.

LA CUEILLETTE

Munissez-vous, en plus du présent ouvrage, de livres de botanique avec une description détaillée de la plante (forme, taille, couleur, disposition des feuilles...) accompagnée d'une illustration. Parfois, deux plantes semblables appartiennent à deux familles éloignées et possèdent des propriétés thérapeutiques différentes. Sachez aussi qu'il est souvent impossible, même à un botaniste chevronné, d'identifier une plante avec un seul élément (feuille ou fleur). L'identification exacte ne peut se faire qu'avec l'ensemble de la plante, de la racine à la fleur, ainsi qu'avec une description rigoureuse de l'habitat (nature du sol, altitude, végétation avoisinante...). Dernière recommandation : ne déplantez jamais une fleur sauvage, même avec de la terre pour la replanter, c'est l'échec assuré. Ne la coupez pas non plus. Ne prélevez que les quelques pétales utiles à la confection de votre remède.

LA CULTURE

Si votre jardin est éloigné des autres (sachant que les autres jardiniers n'ont pas toujours vos scrupules pour n'utiliser que des produits de traitement bio) et s'il n'est pas situé dans une agglomération, il est sans doute le meilleur endroit pour «élever» avec soin vos fleurs. Quelques règles :

1. N'acheter que des graines avec un label AB (voir adresses en fin d'ouvrage), que ce soit pour des plantes sauvages ou des plantes cultivées. Ne jamais utiliser de semences «hybrides».
2. Le sol, jusqu'à 3 ans avant la plantation, ne doit pas avoir été traité chimiquement. Si vous achetez la terre, assurez-vous que le sac porte la mention AB (Agriculture Biologique).
3. Semer, biner, récolter, si possible en suivant les meilleures périodes de la lune (utiliser un calendrier lunaire comme le *Guide de la Lune* édité chez Marabout).
4. N'utiliser que des produits de traitement naturels. Ainsi, comme insecticide, fongicide, engrais, vous n'utiliserez que des macérations de plantes (camomille, ortie, sureau, prêle ou consoude).
5. Ne pas mettre dans le même jardin des plantes sauvages et des plantes cultivées de la même espèce.
6. Les meilleures semences seront celles que vous aurez produites vous-même, dans votre jardin, dès la deuxième année, en suivant les règles précédentes.

L'ALCOOL

Quelques personnes utilisent toutes sortes d'alcool, expliquant qu'il est toujours préférable de choisir l'alcool local. C'est ainsi qu'il y a des élixirs «maison» au marc de raisin, à l'alcool de cerise, de poire ou de prune. En règle générale, il faut éviter les alcools de fruits à noyau car certaines substances passent du noyau à l'acool et peuvent perturber le message floral. Nous conseillons de ne pas improviser et d'utiliser du cognac, un bon cognac bien sûr.

Bach utilisait du brandy. Brandy vient de «burnt wine» ou «branwin», ce qui signifie «vin brûlé». Le brandy anglais correspond à un bon cognac français et non au brandy français, dénomination tolérée pour des coupages d'alcools. Le cognac, tout comme le brandy anglais, est donc un «vin brûlé», c'est-à-dire la distillation d'un vin blanc des Charentes. Dans la fabrication des élixirs floraux, l'alcool sert à stopper l'évolution de l'infusion de plante et permet une conservation de plusieurs années sans problème.

LA FABRICATION IDÉALE

Les contraintes pour obtenir un élixir parfait sont, comme nous venons de le voir, assez nombreuses : choix d'un lieu préservé, récolte de plantes sauvages dans ces espaces contrôlés, maturation parfaite de la fleur (fraîchement éclose), choix du moment, précautions lors de la cueillette, respect d'une durée minimale de solarisation, dilution dans du cognac bio… Autant dire que, pour réussir un élixir, il ne faut pas craindre d'y passer la journée ou même de recommencer si le moment n'est pas favorable. De plus, le conditionnement doit être fait manuellement par l'homme et non par une machine. Alors, faites confiance à des laboratoires qui respectent l'ensemble de ces conditions. En effet, plus l'élaboration est lente, plus elle est respectueuse de l'environnement, plus elle utilise des techniques artisanales (voire manuelles) et plus les propriétés vibratoires des élixirs floraux obtenus seront fortes. Car il ne faut pas imaginer que tous les élixirs de Centaury (centaurée), de Gorse (ajonc) ou de Vervain (verveine) ont la même efficacité sous prétexte qu'ils se réclament du Dr Bach. Il est évident qu'un élixir obtenu avec des méthodes manuelles et un cognac bio, avec un respect des temps de macération dans une eau de source d'une pureté absolue, sera bien plus puissant qu'un élixir qui n'aura pas bénéficié de ces précautions.

8
OÙ ET COMMENT SE PROCURER LES ÉLIXIRS FLORAUX

Les 39 remèdes de Bach sont présents dans quelques pharmacies et de nombreux magasins de produits naturels. Certains portent la marque déposée «Bach Flower Remedies», marque appartenant aux Laboratoires Nelson et représentée en France par la Société Jarimex. D'autres laboratoires fabriquent et distribuent ces mêmes remèdes mais sous leur propre marque. Si l'on est éloigné d'un centre urbain important, il est possible de commander les élixirs par correspondance. En général, le prix d'un flacon de 10 ml, modèle le plus courant, varie de 5 € à 10 € selon les marques et les variétés de fleurs. Pour les autres élixirs (Australie, Afrique du Sud, Californie, New Hampshire), ils sont vendus surtout par correspondance et leurs prix, à contenance égale, sont un peu plus chers.

LES ADRESSES

N'hésitez pas à demander une documentation à ces différents laboratoires (vous pouvez leur écrire ou les appeler de la part de Paul Ferris) ou bien encore à visiter leur site Internet. Préférez les laboratoires qui travaillent en agriculture biologique ou en biodynamie.

• Biofloral

Ce laboratoire travaille uniquement à partir de plantes sauvages récoltées dans les montagnes d'Auvergne ou dans ces propres jardins (pour les plantes protégées). L'alcool utilisé est du cognac avec une mention AB (Agriculture Biologique). Préparation et conditionnement manuels. Biofloral propose aussi plusieurs complexes qui permettent, par exemple, de retrouver la vitalité (N°2), d'augmenter ses capacités de concentration (N°3) ou bien encore de sortir d'une situation de dépendance (N°1) : alcool, tabac, etc. Flacons proposés en compte-gouttes ou spray. En vente dans la majorité des magasins bio et de produits naturels. Présent sur la plupart des foires bio.

Biofloral - Le Crouzet - 43260 Saint Pierre-Eynac
Tél. : 04 71 03 09 49
Internet : www.biofloral.fr

• Deva

Depuis 1986, ce laboratoire français produit des élixirs floraux. Deva récolte les plantes sauvages et possède aussi ses propres jardins pour les espèces particulières. Philippe Deroide, qui dirige ce laboratoire, est l'un des créateurs actuels les plus talentueux. Il est l'auteur de l'ouvrage «Les Elixirs floraux européens». Deva propose, en plus des 38 Fleurs de Bach (appelées «élixirs traditionnels»), 64 élixirs français et 14 élixirs complexes créés principalement à partir de fleurs sauvages et de plantes aromatiques ou médicinales cultivées en biodynamie. Disponibles en magasins de produits naturels et sur internet. Présent sur la plupart des foires bio.

Deva - BP 3 - 38880 Autrans
Tél. : 04 76 95 35 87
Internet : http://www.lab-deva.com

• Famadem

Importateur officiel de la marque «Bach Flower Remedies» des Laboratoires Nelson. C'est la marque la plus répandue en France et que l'on trouve le plus facilement en pharmacies et parapharmacies.

Famadem - 6, av. Prince Héréditaire Albert - B.P. 483
MC 98012 Monaco Cedex
Tél. : 00 377 93 100 110
Internet : www.fleursdebach.fr

• Fleurs, Essences & Harmonie
Elabore les fleurs de Bach sous sa marque et distribue d'autres élixirs du monde entier : Australian Bush Flower, fleurs écossaises ou d'Alaska. La plupart des élixirs floraux proposés ont le label AB. La marque est distribuée dans de nombreuses pharmacies. Présent sur la plupart des foires bio. 3 boutiques à Paris : 75 bis av. de Wagram - 75017 Paris (01 48 88 95 05) ; 11 blvd Port Royal - 75013 Paris (01 47 07 38 88) ; 53, rue des Batignolles - 75017 Paris (01 40 54 67 92)
Internet : http://www.lesfleursdebach.com

• Fleurs de Vie
L'un des plus grands choix européens d'élixirs ; commercialise plus de 700 produits différents d'une dizaine de laboratoires et notamment des élixirs sud-africains, australiens et américains. Principales marques distribuées : Australian Bush Flower ; Deva ; Green Hope Farm, Master's Flower Essences, Pacific, Petaltone... Pas toujours facile de trouver un revendeur mais possibilité de commander par internet.
Fleurs de Vie - 500 Domaine des Bois - BP 2 - 01170 Chevry
Tél. : 04 50 42 62 32
Internet : www.fleursdevie.com

• Nelson & Co
Le Laboratoire Nelson est les fabricant «officiel» des Bach Flowers Remedies. Distribution en pharmacies et parapharmacies par Famadem.
Broadhearth House - 83 Parkside - London - SW 19 5 LP - UK

• Source Claire
Outre les élixirs de fleurs classiques ou sauvages (dont de nombreux élixirs français), ce laboratoire propose des élixirs de champignons, de cactus ou de plantes africaines, ainsi que des élixirs de minéraux, d'animaux ou de pierres précieuses.
Source Claire - 33, rue de la Pluche - BP 32 - 91650 Breux-Jouy
Tél. : 01 64 58 64 82 - 01 64 58 45 34
Internet : www.source-claire.com

• Ballot-Flurin
Cet apiculteur commercialise des élixirs élaborés à partir des produits de la ruche : élixir de miel, de pollen ou de gelée royale en vente sur internet ou dans certains magasins de produits naturels.
Internet : www.ballot-flurin.com/

LES STAGES

La plupart des laboratoires organisent des stages : reconnaissance et choix des fleurs ; fabrication des élixirs ; œuvre du Docteur Bach ; historique de la méthode ; méthodes d'auto-analyse… Les stages «en résidence», c'est-à-dire sur le lieu de la cueillette, sont forcément plus chers que les stages de 1 ou 2 jours où l'on aborde seulement l'utilisation des élixirs floraux. N'hésitez pas à vous renseigner sur les programmes et les tarifs.

LES CONFÉRENCES

Sur la plupart des salons bio, comme Fougère à Tours (37), Valériane à Namur (Belgique) ou Marjolaine à Vincennes (94), vous pourrez assister à des conférences gratuites sur les élixirs floraux. Les revendeurs et laboratoires organisent aussi des conférences. N'hésitez pas à poser la question dans les magasins de produits naturels.

LES GRAINES DE PLANTES

Si vous voulez cultiver certaines variétés de fleurs pour en faire des élixirs ou tout simplement pour les utiliser comme plantes médicinales, il est indispensable de n'utiliser que des graines réellement sauvages ou possèdant le label AB (Agriculture Biologique). Votre culture de ces plantes doit être faite sans aucun produit chimique et de façon à ce qu'elle n'en reçoive pas accidentellement (proximité d'un autre jardin, d'un champ, etc.).

Voici quatre adresses de confiance pour obtenir des semences (de 3 € à 5 € le sachet sans les frais de port) :

• **Biaugerme**
47360 Montpezat
Tél. : 05 53 95 95 04

Ce groupement de maraîchers produit des graines de légumes et de fleurs : courgette, calendula, zinnia, achillée millefeuille, millepertuis, balsamine, eschscholtzia...

• **Jardin de Sauveterre - Jacques Girardeau - Laboutant**
23220 Moutier Malcard
Tél. : 05 55 80 60 24
Jacques Giraudeau est le seul producteur de plantes sauvages : angélique, sauge, achillée millefeuille, consoude, mauve, menthe, valériane...

• **Germinance - François Delmond - les Rétifs**
49150 Saint-Martin-d'Arcé
Ce producteur des environs d'Angers, région célèbre pour la culture des plantes médicinales, cultive légumes, fleurs et plantes aromatiques selon les préceptes biodynamiques de Rudolf Steiner : échinacea, escholtzia, calendula, sauge, ortie, valériane, basilic, lavande, camomille, moutarde, angélique, ail, courgette...

• **Association Kokopelli**
131 Impasse des Palmiers - 30319 Alès Cedex France
Tel : 04 66 30 64 91
Site internet : www.kokopelli.asso.fr
Vente de semences en sachets. Des milliers de variétés de légumes et de fleurs de tous les pays du monde. Une action déterminante en faveur de la biodiversité. Très impressionnant.

• **Graines de l'Espoir**
BP 8 - 77520 Donnemarie-Dontilly
Site internet : www.grainesdelespoir.org
Contrairement aux adresses ci-dessus, l'association GdE (Graines de l'Espoir) ne fournit pas de graines, mais en reçoit pour les redistribuer aux villages de pays pauvres. Si vous cultivez «bio» dans votre jardin, sélectionnez des graines et faites les parvenir à GdE (Graines de l'Espoir) qui les transmettra gratuitement à des centaines de familles dans le monde. Une façon simple et très bon marché de sauver des milliers de personnes de la famine.

BIBLIOGRAPHIE

Les sources, pour la plupart des indications phytothérapiques, sont les articles et les dossiers parus dans la revue Belle Santé (numéros 1 à 118). Pour les autres informations (élixirs, affections, botanique...), outre les recherches sur Internet, la documentation fournie par les distributeurs d'élixirs floraux en France et mes propres expériences en la matière, j'ai consulté les revues et les ouvrages suivants :

• *Les Affections les plus courantes et les plantes pour y remédier* - Belle Santé - Hors Série N° 1 - Mai 2000

• *Behaving as if the God in all Life Mattered* - Machaelle Small Wright - Perelandra - 1997

• *Beauté et soins naturels du visage* - Sophie Lacoste - Marabout - 1998

• *Collins Guide to tropical plants* - W.Lötschertt & G. Beese - Collins - 1989

• *Cunningam's encyclopedia of magical herbs* - S. Cunningham - Llewellyn Publications - 1985

• *D'ici et d'ailleurs, les Plantes qui guérissent* - Sophie Lacoste - Éditions Repères-Santé - 2003

• *Dictionnaire de psychiatrie et de psychopathologie clinique* - Jacques Postel - Larousse - 1998

• *Dictionnaire de psychologie* - Norbert Sillamy - Larousse - 1998

• *Les Douze guérisseurs et autres remèdes* - Dr. Edward Bach - Ulmus 1987

• *Les Elixirs floraux* - Jean-Luc Lome - Belle Santé N° 14 - Avril 1999

• *Les Elixirs floraux européens* - Philippe Deroide - Le Souffle d'Or - 2007

• *Elixirs floraux du bush australien* - Ian White - Ulmus 1998

• *Elixirs floraux, harmonisants de l'âme* - Philippe Deroide - Le Souffle d'Or - 1992

• *Encyclopédie des plantes médicinales* - Larousse - 1997

• *Encyclopédie du monde végétal* - Vallardi - 1964

• *Fleurs* - Guides nature - Dr Robert Hofrichter - Editions Hachette - 2000

• *Genèse du cancer* - Dr Ryke Geerd Hamer - ASAC - 1990

• *Guéris-toi toi-même* - Dr. Edward Bach - Ulmus - 1987

• *Guide de l'homéopathie* - Dr. Gérard Pacaud - Marabout - 2000

• *Guide de la lune* - Paul Ferris - Marabout - 2000 et années suivantes

• *Le Guide des vitamines* - Dr J. Cabane - Mengès - 1985

• *L'Immunité retrouvée* - Robert Masson - Albin Michel - 1999

• *Legs, Fondement d'une Médecine Nouvelle* - Dr Ryke Geerd Hamer - Amici di Dirk - 1988

• *Le Livre des arbres et de la santé* - R. Strassmann - Librairie de Médicis - 1996

• *Le Livre des Plantes médicinales et vénéneuses de France* (Tomes 1 à 3) - Abbé P. Fournier - Editions Lechevallier - 1947

• *L'œuvre du Dr Edward Bach*, Guide d'introduction aux 38 fleurs - Wigmore Publications - 1997

• *Le Nouveau Jardinier*, Guide complet du jardinage - P. Ferret, P. Perdereau & M. Viard - Solar - 1999

• *Phytothérapie* - Dr Jean Valnet - Maloine - 1983

• *Eléments de phytochimie et de pharmacognosie* - Jean Bruneton - Technique et Documentation - 1987

• *Pour comprendre le cours aux agriculteurs de Rudolf Steiner* - John Soper - Le Courrier du Livre - 1980

• *Les Remèdes Floraux du Dr Bach, descriptions et préparations* - N. Weeks & V. Bullen - Le Courrier du Livre - 1997

• *Répertoire des humeurs et des remèdes & le Dictionnaire des Fleurs de Bach* - F.J Wheeler & T.W Hyne Jones - Ulmus - 1993

• *Secrets et vertus de l'huile d'olive* - Sophie Lacoste - Ramsay - 2000

• *Secrets de santé, les trucs qui marchent* - Sophie Lacoste - Éditions Michel Lafon - 2008

• *Se Soigner par les légumes, les fruits et les céréales* - Dr J. Valnet - Livre de Poche Pratique - 1990

LISTE DES HUMEURS, DES SYMPTÔMES ET DES AFFECTIONS

De A comme abandonnisme à Z comme zona

Nos caractères, nos états d'âme fluctuent en fonction des différentes étapes de notre vie, de notre entourage, des événements. Les humeurs peuvent être soignées par plusieurs élixirs. D'où l'intérêt de rechercher celui qui se rapporte le mieux à votre cas. Certes, la leibothérapie ne soigne pas les troubles physiologiques,. Mais un état d'âme négatif peut provoquer une affection précise. Puisque les élixirs, en agissant sur le psychisme, influent directement sur les troubles physiologiques, il peut être intéressant, pour déterminer avec plus de précision les remèdes, de procéder avec la logique inverse. En effet, il n'est pas toujours facile de s'auto-analyser, de fouiller en soi, de comprendre et d'admettre des problèmes émotionnels... qui parfois peuvent frôler une pathologie psychologique inacceptable. Le symptôme du trouble physiologique devient alors l'un des signaux utiles pour mettre le doigt sur le problème émotionnel.

- **Abandonnisme :** Chicory
- **Abcès frèquents :** Hornbeam - Larch - Lavande - Pine - Romarin
- **Abcès dentaire :** - Lavande - Ortie - Sauge
- **Achats compulsifs :** Cerato - Clematis - Impatiens
- **Acné :** Bottlebrush - Chestnut Bud - Crab apple
- **Adolescence difficile :** Chestnut bud - Larch - Tilleul - Walnut
- **Agoraphobie :** Heather - Mimulus
- **Agressivité :** Agrimony - Banana - Cherry Plum - Holly - Impatiens - Vine
- **Alcoolisme :** Agrimony - Arnica - Camomille - Cherry Plum - Cerato - Centaury - Dagger Hakea - Millepertuis - Tomato
- **Allergies :** Ortie
- **Amertume :** Beech - Dagger Hakea - Holly - Mauve
- **Anémie :** Ortie
- **Angoisses :** Aspen - Chicory - Rock Rose - Star of Bethlehem - Sweet chestnut
- **Anorexie :** Beech - Cerato - Chestnut bud - Clematis
- Appareil génital (infections, inflammations...) : Celery - Crab Apple - Honeysuckle - Lemon
- **Autoritarisme :** Beech - Chicory - Impatiens - Rock Water - Vervain - Vine
- **Bégaiement :** Cherry Plum - Centaury - Impatiens - Larch - Mimulus
- **Bipolarité (maniaco-dépressive) :** Cherry plum - Mustard - Sleranthus - Water Violet - Pissenlit
- **Bleus et bosses :** Arnica - Rescue
- **Blocage :** Oak - Rock Water - Vervain - Water violet
- **Bouffées de chaleur :** Ortie - White Chestnut
- **Boulimie :** Agrimony - Beech - Clematis - Freshwater Mangrove - Tomato - Wild Rose

• **Céphalées :** Aspen - Camomille - Bush Gardenia - Iris - Vervain - White Chestnut

• **Changement :** Ail - Honeysuckle - Walnut - Wild rose

• **Choc physique ou psychique :** Arnica - Rescue - Star of Bethlehem

• **Cicatrisation :** Aloe - Aspen - Crab Apple - Iris - Millepertuis - Mimulus

• **Circulation difficile et varices :** Beech - Impatiens - Chestnut Bud - Ortie - Rock Water - Romarin

• **Claustrophobie :** Aspen - Heather - Mimulus

• **Cœur et problèmes cardio-vasculaires :** Beech - Impatiens - Chestnut Bud - Ortie - Rescue - Rock Water - Tomato

• **Colère :** Acrimony - Beech - Camomille - Courgette - Cherry Plum - Holly - Vine

• **Communication difficile ou impossible :** Bush Gardenai - Ortie - Sauge - Tilleul - Tomato - Water Violet

• **Comportement asocial :** Water Violet

• **Conformisme :** Banana - Centaury - Freshwater Mangrove - Tilleul

• **Constipation :** Chicory - Crab Apple - Heather - Holly - Oak - Rock Rose - Vine - Willow

• **Coupures et petites blessures :** Aloe - Arnica - Iris - Millepertuis - Rescue

• **Cruauté :** Dolphin - Tilleul - Vine - Whale

• **Culpabilisation :** Beech - Chestnut bud - Chicory - Freshwater Mangrove - Crab apple - Illawara Flame Tree - Pine - Rock Water

• **Cystites :** Clematis - Larch - Lemon

• **Découragement :** Millepertuis - Old Man Bakansia - Pissenlit - Zinnia

• **Dégoût de soi et des autres :** Crab Apple - Dagger Hakea - Mauve - Olive - Rock Water

- **Dents (poussées dentaires ou maux de dents) :** Bottlebrush - Camomille - Clematis - Millepertuis - Walnut
- **Dépression :** Angélique - Arnica - Chicory - Gentian - Oak - Old Man Bakansia - Millepertuis - Mustard - Willow - Zinnia
- **Déprime :** Elm - Olive
- **Deuil :** Angélique - Aubépine - Old Man Banksia - Star of Bethlehem - Walnut
- **Difficultés à se concentrer :** Avocado - Cerato - Chestnut Bud - Clematis - Heather - Honeysuckle - Iris - Larch - Pissenlit - Scleranthus - Sponge - Vine - White Chestnut.
- **Digestion difficile et problèmes intestinaux :** Camomille - Chicory - Tomato
- **Dorsalgies, lombalgies :** Courgette - Elm - Oak - Rock Rose - Vervain - Vine
- **Douleur :** Agrimony - Gentian - Holly - Star of Bethlehem - Willow
- **Douleurs articulaires :** Beech - Mauve - Walnut
- **Doute :** Gentian - Freshwater Mangrove - Lilas - Scleranthus - Walnut - Wild Oat
- **Eczéma :** Celery - Centaury - Clematis - Iris - Red Hibiscus - Star of Bethlehem
- **Entorses :** Consoude
- **Enurésie :** Millepertuis - Pissenlit
- **Envies suicidaires :** Clematis - Cherry Plum - Sweet chestnut - Olive
- **Estomac et douleurs gastriques :** Camomille - Millepertuis - Sauge
- **Etat de choc :** Rescue - Star of Bethlehem
- **Evanouissements :** Rescue
- **Fatigue intellectuelle :** Avocado - Bignonia - Bush Gardenia - Cerato - Lavande - Macrocarpa - Olive - Tomato

• **Fatigue physique :** Celery - Centaury - Consoude - Elm - Hornbeam - Macrocarpa - Oak - Old Man Banksia - Olive - Pissenlit - Wild Rose

• **Fatigue sexuelle :** Aspen - Basilic - Bush Gardenia - Courgette - Impatiens - Jacaranda - Lavande - Ortie - Tomato

• **Fièvre :** Aspen - Celery - Rescue

• **Foie et troubles hépatiques :** Agrimony - Chestnut bud - Heather - Iris - Oak - Pissenlit

• **Frilosité :** Romarin

• **Frigidité :** Basilic - Crab Apple - Courgette - Ortie

• **Froideur :** Bush Gardenia - Tilleul - Vine

• **Gencives saignantes ou douloureuses :** Camomille - Heather - Holly - Impatiens - Oak - Walnut

• **Grossesse :** Bottlebrush - Courgette - Ortie - Tilleul

• **Grosseur au sein :** Courgette - Honeysuckle

• **Hésitation :** Gentian -Jacaranda - Scleranthus - Walnut

• **Humiliation :** Acrimony - Courgette - Old Man Bakansia

• **Hyperémotivité :** Gentian - Centaury - Cherry Plum - Lavande

• **Hypertension :** Beech - Dagger Hakea - Impatiens - Lavande - Olive - Pissenlit - Tomato - Vine

• **Hypocondrie :** Cherry Plum - Dagger Hakea - Heather - Scleranthus

• **Hypotension :** Centaury - Dagger Hakea - Hornbeam - Macrocarpa - Romarin

• **Impatience :** Impatiens - Sauge - Tomato - Whale

• **Impuissance masculine :** Banana - Bush Gardenia - Celery - Courgette - Crab Apple - Romarin

• **Incapacité à prendre des initiatives :** Courgette - Illawara Flame Tree - Iris - Paw Paw - Pissenlit

- **Incapacité à sortir des habitudes :** Honeysuckle - Freshwater Mangrove
- **Incertitude :** Cerato - Gentian - Gorse - Hornbeam - Scleranthus - Wild Oat.
- **Incontinence :** Millepertuis - Courgette
- **Insatisfaction :** Beech - Bush Gardenia - Jacaranda - Nicotania - Pissenlit - Sponge - Wild Oat - Willow
- **Insatisfaction perpétuelle :** Beech - Pine - Vine - Wild oat - Willow
- **Intolérance :** Beech - Bush Gardenia Dagger Hakea - Heather - Marigold - Sauge - Vervain - Water Violet
- **Insomnies :** Camomille - Heather - Holly - Hornbeam - Impatiens - Lavande - Millepertuis - Valériane - White Chestnut
- **Insuffisance cardiaque :** Aubépine - Beech - Rescue Remedy - Tomato
- **Intuition perdue :** Iris - Lavande - Tomato - Zinnia
- **Irritabilité :** Dagger Hakea - Mauve - Nasturtium - Pissenlit
- **Jalousie :** Banana - Holly - Lilas - Ortie
- **Lassitude :** Hornbeam
- **Lunatisme :** Camomille - Lilas -Valériane
- **Mal des transports :** Millepertuis - Scleranthus
- **Manie maladive de la collection :** Honeysuckle
- **Manie de la persécution :** Centaury - Cerato - Clematis - Dagger Hakea - Willow
- **Manque de confiance en soi :** Cerato - Freshwater Mangrove - Pissenlit
- **Mélancolie :** Aspen - Clematis - Gorse - Honeysuckle - Mustard - Old Man Bakansia - Zinnia
- **Mémoire défaillante, étourderies :** Avocado - Clematis - Mauve - Romarin

- **Ménopause :** Bignonia - Mauve - Millepertuis - Ortie - Sauge
- **Migraine :** Camomille - Lavande - Vervain
- **Mollesse :** Bush Fuchsia - Clematis - Lilas - Romarin
- **Morale malmenée :** Chinkerinchee
- **Mythomanie :** Acrimony - Cherry Plum - Jasmine
- **Nausées :** Crab apple - Ortie
- **Nervosité :** Acrimony - Lavande - Millepertuis - Mimulus - Valériane
- **Obsessions :** Nasturtium - Oak - White Chestnut - Warratha
- **Obsessions sexuelles :** Basilic - Freshwater mangrove - Genêt - Ortie - White Chestnut
- **Obstination :** Banana - Crab apple - Dagger Hakea - Oak - Tomato - Valériane
- **Orgueil :** Larch - Mauve - Merigold - Mussel - Sugar Bush Protea - Vine - Tomato
- **Palpitations :** Aubépine - Genêt
- **Panique :** Rock Rose
- **Paralysie sensorielle :** Chicory - Romarin
- **Paresse :** Pissenlit
- **Peau et problèmes cutanés :** Aloe - Celery - Centaury - Crab Apple - Iris - Millepertuis
- **Peurs diffuses :** Aspen - Pineapple - Rock Rose - Sweet chestnut - Valériane
- **Peur fréquente :** Aspen - Heather - Mauve
- **Peurs précises :** Mimulus - Sauge
- **Possessivité excessive :** Holly - Mauve - Red chesnut
- **Problèmes respiratoires :** Ail - Celery - Chicory - Mimulus
- **Prostatisme :** Courgette - Mauve - Ortie
- **Psoriasis :** Millepertuis

- **Pulsion de violence :** Agrimony - Holly
- **Otites :** Ail
- **Rancune, ressentiment :** Dagger Hakea - Holly - Willow
- **Règles (apparition chez une jeune fille) :** Crab Apple - Walnut
- **Règles douloureuses :** Star of Bethlehem
- **Rhumatismes :** Mauve - Ortie - Willow - Water Violet
- **Sensation d'être submergé ou incompétante :** Bottlebrush - Jacaranda - Paw-Paw
- **Sentiment de salissure :** Crab Apple - Clematis - Jasmine - Lavande - Lemon - Nicotania
- **Sentiment de rejet :** Centaury - Illawara Flame Tree - Water Violet
- **Séparation :** Aubépine - Honeysuckle - Bottlebrush
- **Séquelles d'un choc psychique ou physique :** Star of Bethlehem
- **Somnolence :** Romarin
- **Stress :** Impatiens - Lavande - Nicotania - Vervain - Vine - Water Violet
- **Superstition :** Banana - Marigold - Valériane - Vervain
- **Surpoids :** Acrimony - Iris - Willow
- **Tabagisme :** Arnica - Camomille - Pissenlit
- **Taches cutanées :** Crab Apple
- **Tachycardie :** Aubépine
- **Tentative de suicide (avant ou après) :** Cherry Plum - Rescue
- **Terreurs :** Rock Rose - Rescue
- **Terreurs nocturnes chez le petit enfant :** Rescue sur les lèvres sans le réveiller

- **Timidité :** Aspen - Centaury - Mauve - Mimulus - Scleranthus
- **Toux :** Ail
- **Toxicomanie :** Arnica - Agrimony - Cherry Plum - Larch - Pissenlit
- **Tristesse :** Lavande - Mustard - Star of Bethlehem - Zinnia
- **Troubles urinaires :** Ail - Celery - Lemon - Nasturtium - Ortie - Pine
- **Velléité :** Courgette - Jacaranda - Sponge
- **Zona :** Clematis - Lavande - Ortie - Romarin

Table des matières

Avant-propos 5

Sommaire 7

1. La méthode du Dr Edward Bach 9

Les élixirs floraux, qu'est-ce que c'est? 9
Qui était Edward Bach? 10
A la recherche des fleurs 11
La mise au point des élixirs 12
Pourquoi des plantes? 13
Le langage des fleurs 14
Les fleurs de Bach prennent leur autonomie 15
Les successeurs de Bach 16
Quand le spirituel cherche à s'en mêler 17

2. Diagnostic et choix des élixirs 19

La maladie, c'est d'abord dans la tête 19
Les 7 états d'âme définis par Bach 20
Les troubles ne sont pas clairs 21
Définir nos états négatifs 23

L'autoanalyse 23
Le choix des élixirs 24
Affiner son approche 24
Se reconnaître dans l'image 24
La radiesthésie 25
La kinésiologie 26
Les conseils des autres 27
Préférer des plantes locales 27
Les particularités nationales... et celles des élixirs 28
Avec ou sans alcool 28
Une démarche progressive 29
Des étapes successives ou des nuances 30
Elixirs complexes ou composés floraux 31
Votre propre recette 31
Aucun risque 32
Mode d'emploi 32
Une efficacité souvent immédiate 33
Choisir le meilleur moment 33
Ne pas interrompre un traitement médical 34
Et les animaux? 34

3. Les Fleurs de Bach **35**

Agrimony (Aigremoine) 38
Aspen (Tremble) 40
Beech (Hêtre) 42
Centaury (Petite centaurée) 45
Cerato (Plumbago) 47
Cherry Plum (Prunus blanc) 49
Chestnut Bud (Bourgeons de marronnier blanc) 52
Chicory (Chicorée sauvage) 55
Clematis (Clématite) 58
Crab Apple (Pommier sauvage) 61
Elm (Orme commun) 64
Gentian (Gentiane) 66
Gorse (Ajonc commun) 69
Heather (Bruyère) 71

Holly (Houx) 74
Honeysuckle (Chèvrefeuille) 77
Hornbeam (Charme) 79
Impatiens (Impatience) 82
Larch (Mélèze) 85
Mimulus (Muscade) 87
Mustard (Moutarde sauvage) 89
Oak (Chêne commun) 91
Olive (Olivier) 94
Pine (Pin sylvestre) 96
Red Chestnut (Marronnier rouge) 99
Rock Rose (Hélianthème) 101
Rock Water (Eau de roche) 104
Scleranthus (Scléranthe) 107
Star of Bethlehem (Ornithogale à ombelle) 109
Sweet Chestnut (Châtaigner) 112
Vervain (Verveine) 115
Vine (Vigne) 118
Walnut (Noyer) 121
Water Violet (Violette d'eau) 124
White Chestnut (Marronnier blanc) 126
Wild Oat (Folle avoine) 128
Wild Rose (Eglantier) 131
Willow (Saule) 134
Rescue Remedy 137

4. Les élixirs français 141

Ail 142
Angélique 144
Arnica 146
Aubépine 148
Basilic blanc 150
Bourrache 152
Camomille (grande) 154
Consoude 156
Courgette 158

Genêt 160
Iris 162
Lavande 164
Mauve 166
Millepertuis 168
Ortie 170
Pissenlit 172
Romarin 174
Sauge 176
Tilleul 178
Valériane 180

5. Elixirs du monde entier **183**

• **Les élixirs australiens** 184
Bottlebrush 184
Brush Fuchsia 185
Bush Gardenia 185
Dagger Hakea 186
Freshwater Mangrove 187
Illawara Flame Tree 188
Jacaranda 189
Macrocarpa 189
Old Man Banksia 190
Paw Paw 191

• **Les élixirs américains** 193
Aloe 193
Avocado (Avocat) 194
Bignonia 195
Celery (Céleri) 195
Coconut 195
Lemon 196
Lilas 196
Jasmine (Jasmin) 197
Pineapple (Ananas) 197
Red Hibiscus (Hibiscus rouge) 198

Tomato (Tomate) 198
Zinnia 199

• **Les élixirs sud-africains** 200
Chinkerinchee 200
Marigold 200
Nicotiana 200
Senecio 201
Sugar Bush Protea 201
Warratah 201
Zimbabwe Creeper 201

• **Les élixirs marins** 202
Dolphin (Dauphin) 202
Mussel (Moule) 202
Sea Turtle (Tortue de mer) 202
Sponge (Eponge) 202
Whale (Baleine) 203

6. Mettez toutes les chances de votre côté **205**

La lune 206
Les plantes 210
L'aromathérapie 211
L'homéopathie 212
Les oligo-éléments 213
Les vitamines 213
L'alimentation 214
Psychothérapie et psychanalyse 216
Les découvertes du Dr Hamer 216
L'aide des deux docteurs 219

7. Fabriquez vos propres élixirs **221**

Le matériel 222
Travailler sur place 222

L'infusion solaire 222
La décoction 224
100 % naturel 224
Attention, plantes protégées 225
La cueillette 225
La culture 226
L'alcool 227

8. Où et comment se procurer les élixirs floraux 229

Les adresses 230
Les stages et les conférences 232
Les graines de plantes 233

Bibliographie 235

Liste des humeurs, des symptômes et des affections 239

IMPRIMÉ EN ALLEMAGNE PAR GGP MEDIA GMBH

pour le compte des
Nouvelles Éditions Marabout
D.L. septembre 2009
ISBN : 978-2-501-05273-3
40.8855.5/05